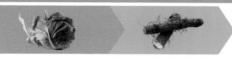

吉林省肿瘤医院　孙宝胜◎主编

家常菜里的**防癌抗癌**

小偏方

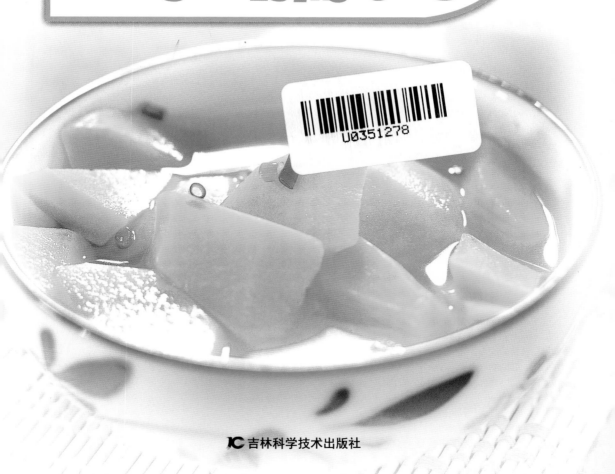

吉林科学技术出版社

图书在版编目（CIP）数据

家常菜里的防癌抗癌小偏方 / 孙宝胜主编. -- 长春：吉林科学技术出版社，2013.8

ISBN 978-7-5384-7003-1

Ⅰ．①家… Ⅱ．①孙… Ⅲ．①癌－食物疗法－食谱 Ⅳ．①R247.1②TS972.161

中国版本图书馆CIP数据核字(2013)第200335号

家常菜里的 防癌抗癌小偏方

主　　编	孙宝胜	
编　　委	胡海洋　李　静　李　娟　李　倩　李晓林	
	刘　刚　刘　强　刘海燕　刘建伟　王　静	
	王海波　姚　兰　于　娟　张　莉　张红艳	
出 版 人	李　梁	
策划责任编辑	隋云平	
执行责任编辑	练闽琼	
封面设计	长春市创意广告图文制作有限责任公司	
制　　作	长春市创意广告图文制作有限责任公司	
开　　本	710mm×1000mm　1/16	
字　　数	240千字	
印　　张	14	
印　　数	1－9 000册	
版　　次	2014年7月第1版	
印　　次	2014年7月第1次印刷	

出　　版	吉林科学技术出版社
发　　行	吉林科学技术出版社
地　　址	长春市人民大街4646号
邮　　编	130021
发行部电话/传真	0431-85677817　85635177　85651759
	85651628　85600611　85670016
储运部电话	0431-86059116
编辑部电话	0431-85659498
网　　址	www.jlstp.net
印　　刷	长春人民印业有限公司

书　　号	ISBN 978-7-5384-7003-1
定　　价	29.90元

　　药疗不如食疗，会吃的人可以把食物变成"治病良药"。每种食物都有其各自的特性，将它们搭配食用，会产生各种各样奇妙的变化。食物经过合理地搭配，不仅可以满足人们养生的需要，还可以提高其中各种营养素的利用率及营养价值，甚至可以达到食疗、治病的效果。

　　本套图书包含了降血糖、降血压、降血脂、防癌抗癌、常见病对症治疗等方面的食疗小偏方。书中的食疗偏方，以传统中医养生学和现代营养学理论为基础，从食物的营养分析、营养优势、购储技巧、营养搭配、相宜相克……进行了全方位地、详细地阐述，寓医于食，药食同源，不但能满足人们"厌于药，喜于食"的天性，且取材广泛、花钱少、用处大、效果好，易于家庭自制，是适合家庭食用的药膳食疗工具书。

　　书中的食疗小偏方只是给各位读者参考借鉴，不能代替医生的诊断和治疗。请各位读者多留意自己的身体状况，需要就医时还是应去医院就诊，不要延误治疗。由于编者能力有限，书中难免出现疏漏之处，还请各位读者多多谅解，也欢迎大家批评指正。

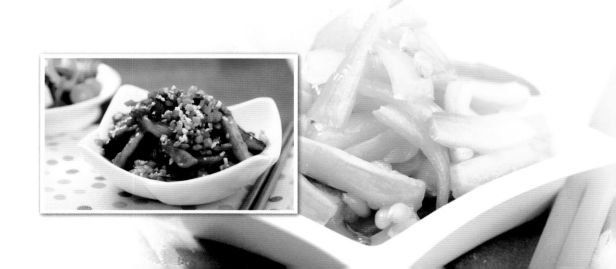

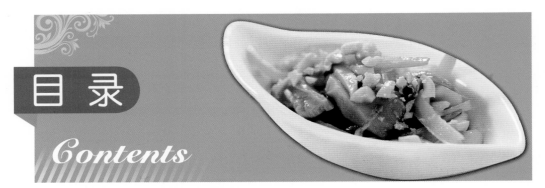

目 录

Contents

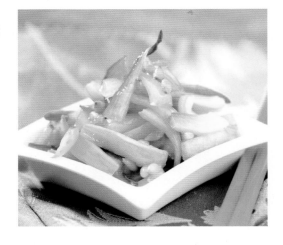

Part 3
蔬菜及菌类

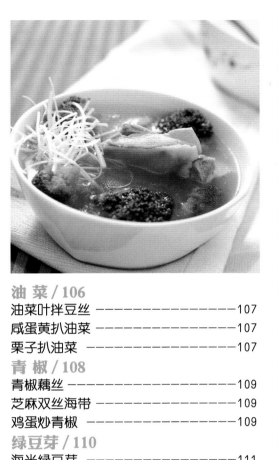

Part 4

水产类

Part 5
水果类

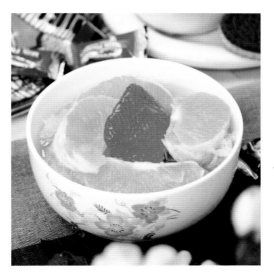

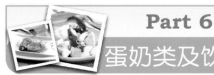

Part 6
蛋奶类及饮品

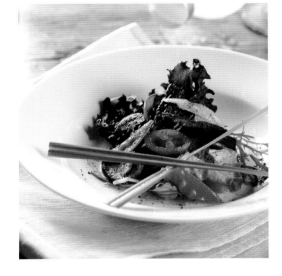

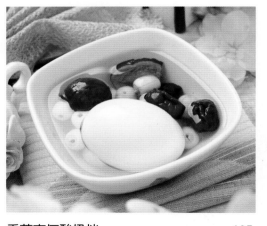

Part 7
其 他

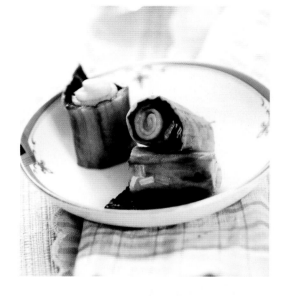

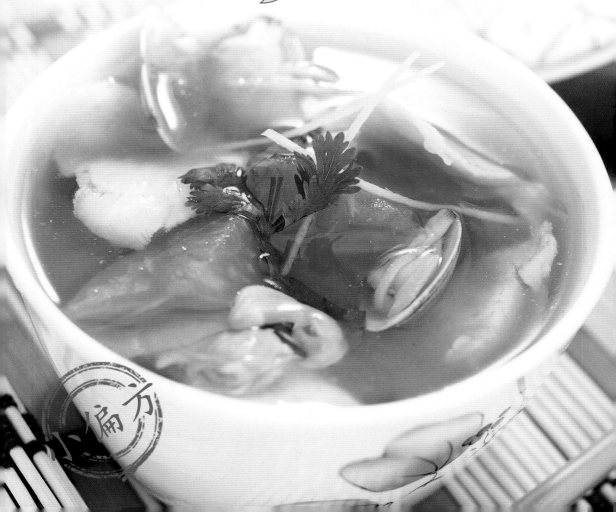

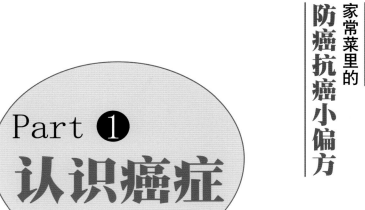

Part ①
认识癌症

癌症是什么

癌症在病理学上属恶性肿瘤,是人体的正常细胞在代谢中,所产生的一群变异的异常细胞,在一些有害物质和免疫力低下等因素影响下,而形成的一种对身体有极大破坏性的恶性肿瘤。如无有效地治疗,这些变异细胞会进一步侵入或转移到其他组织,而造成局部,甚至全身性损害,危及生命。

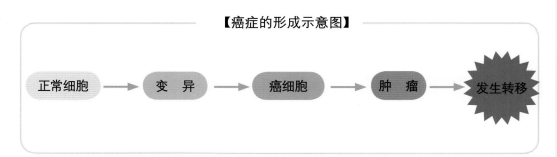

【癌症的形成示意图】

正常细胞 → 变异 → 癌细胞 → 肿瘤 → 发生转移

癌症的高危因素有哪些

正常的细胞受到遗传或后天因素的影响,使细胞发生基因突变,改变其控制生长的机制,即可能转变为癌症。

高危因素	注意事项
癌症家族史	如果家族中有癌症病史,那么其后代发生相同癌症的概率会比没有家族史的人高
长期接触致癌物质	长期接触铬、砷、苯、石棉、放射性物质等高致癌物质,会促使细胞发生变异
不良生活习惯	常吃腌制、烧烤、高盐、高糖类食物,吸烟、过量饮酒等会增加癌症的患病风险
过度晒太阳	阳光中有强烈的紫外线,久晒容易引发皮肤癌
过早性行为	过早及不当的性行为,容易诱发宫颈癌
滥用药物	某些药物的不当应用可能致癌,如激素类药物及大量维生素

癌症的高危人群，并不是说一定要得癌症，而是应提高警惕，采取措施改变自己的内心环境和生活环境，就能有效预防癌症。

癌症的转移途径

癌细胞是非常"贪婪"的，它会侵袭周围组织，甚至发生远处转移，其转移路径主要有3条：

1. 淋巴转移：淋巴系统遍布全身，是癌细胞最理想且为其首选的转移通道。淋巴转移一般最早，往往由近及远。因此，进行肿瘤切除时，要进行淋巴结清扫。

2. 血行转移：直接侵入血管或经淋巴管进入血管的癌细胞，会随血液流动到达身体其他部位，如肺、脑、肝和骨等，这就是血行转移。

3. 种植转移：癌细胞从肿瘤表面脱落，掉在胸腔、腹腔和脑脊髓腔等处，就会"生根发芽"，这便是种植转移。这种转移途径较少发生。

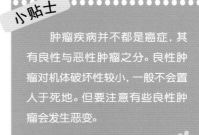

小贴士

肿瘤疾病并不都是癌症，其有良性与恶性肿瘤之分。良性肿瘤对机体破坏性较小，一般不会置人于死地。但要注意有些良性肿瘤会发生恶变。

癌症早期身体发出的十大信号

癌症是一种严重威胁人类健康的疾病，尽管许多癌症在发病初期的症状比较隐匿，不容易被人们发觉，但如果平时多留心观察，一旦身体发出警告，应及时治疗，早期发现癌症的信号，对患者的治疗及康复至关重要。

信　号	身体出现的症状
不正常的出血或分泌物有血	鼻涕、尿液、粪便、痰液或其他分泌物中带有血丝，女性阴道无规律出血等
身体出现肿块	日常生活中应留心身体各部位是否有不痛不痒的肿块，如脖子侧面、上腹部、乳房等部位
伤口不愈合	伤口超过2周不愈合，尤其是口腔、喉咙、皮肤等溃疡需特别注意
痔或痣有变化	痔或痣的形状、颜色有明显变化或红肿不消

续 表

信 号	身体出现的症状
久咳不愈	久咳不愈、声音嘶哑或咯血,应检查口腔、喉咙、肺部及鼻腔
吞咽困难	食欲缺乏、消化不良或吞咽时有异物感
疼痛	原因不明的局部疼痛
大小便规律改变	排便次数突然增加或减少,尤其伴随便秘、尿频、颜色异常等
体重减轻	没有原因的体重下降,3个月内减轻5千克以上者
发热或倦怠	无端的发热或倦怠,全身无力,常感疲倦,一直无法改善

好的生活习惯可以防癌

其实,癌症除了与先天遗传因素有关外,与人们的生活及饮食习惯息息相关。因此,只要我们坚持规律的作息时间、进行适量的体育锻炼,并选择健康食品,就可以减少患癌症的概率。

适量运动,控制体重

坚持适量运动不仅有益于身体健康,而且有助于控制体重。经研究调查,好多疾病都与肥胖有关,如心血管疾病。近年研究表明,肥胖与癌症的产生亦有极大的因果关系。

注意饮食

所谓"病从口入",癌症的发生与饮食有着密切的关系。不要暴饮暴食、三餐定时、保持饮食均衡、多吃蔬果、少食动物性脂肪、足量的饮水,通过改善饮食习惯可以降低癌症的发病率。

戒烟限酒

吸烟的危害人所共知,吸烟不但易患呼吸系统疾病,如肺气肿、气管炎、慢性阻塞性肺疾病等,而且吸烟是肺癌的主要危险因子,甚者会增加患其他癌症的可能性,如食道癌、口腔癌、咽喉癌、胃癌、膀胱癌、肾脏癌、肠癌、肝癌和乳腺癌等。

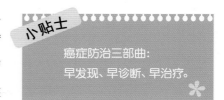

小贴士

癌症防治三部曲:
早发现、早诊断、早治疗。

大量饮酒可以促使致癌物加大致癌作用,对肝脏的损伤尤其严重,不但会引起肝癌的发生，还会导致其他癌症，如胃癌、食管癌等消化道癌。

此外，定期体检能够有效的防癌或是及早发现癌症，以增加癌症的治愈率。

防癌饮食八个"不"

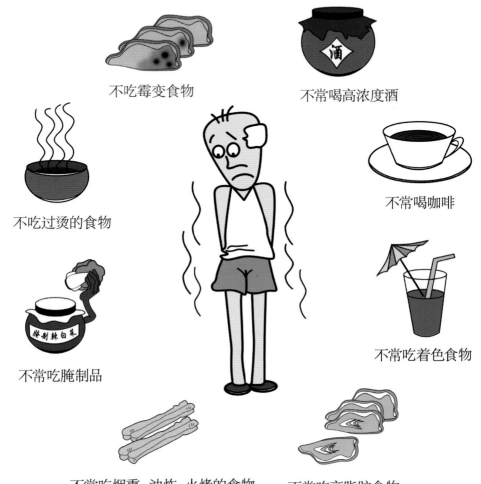

不吃霉变食物

不常喝高浓度酒

不常喝咖啡

不吃过烫的食物

不常吃着色食物

不常吃腌制品

不常吃烟熏、油炸、火烤的食物

不常吃高脂肪食物

多食具有防癌抗癌功能的食物

○ 多食高脂肪鱼和适量饮用红酒

高脂肪鱼主要包括：三文鱼、沙丁鱼和青鱼等在深海中生活的鱼。

每日喝一小杯红酒可减少高血压、糖尿病、心肌梗死、脑卒中（中风）及癌症等疾病的发生。

多食富含防癌维生素和微量元素的食物

最新科学研究发现, 硒、铁、碘、钼堪称人体中防癌的"四大金刚"。

微量元素	食　物
硒	动物肾脏、肝脏、海产品和豆类等
铁	动物肝脏、鸭血、猪血、芝麻酱、葵花籽、小米、芹菜、黑木耳等
碘	海带、紫菜及海产品等
钼	大豆及豆制品等

多食豆类、薯类和淀粉类食物

大豆、红豆、绿豆、蚕豆、豌豆、扁豆、芸豆、黑豆等均具有防癌作用。

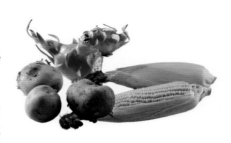

红薯、马铃薯等薯类和魔芋不仅能预防大肠癌, 也能预防其他癌症。

淀粉类食物除了我们常吃的富含碳水化合物的主食, 如大米、玉米、小麦等, 还应包括根茎类食物, 如马铃薯、山药、红薯等。

此外, 还应多补充含淀粉较多的水果, 如香蕉、火龙果等。

多食新鲜的蔬菜、水果

日常生活中应多食用红薯、芦笋、卷心菜、菜花、欧芹、茄子、甜椒、胡萝卜、金花菜、荠菜、苤蓝、芥菜（雪里蕻）番茄、大葱、大蒜、黄瓜、大白菜等。

多食带颜色的食物

红、白、黄、绿、黑五色饮食有防癌功效。

红色食物	食　物	所含营养物质
	番茄、桑葚、红酒、大枣、山楂、红苹果、草莓等	富含番茄红素、胡萝卜素、铁、大量抗氧化剂和部分氨基酸

白色食物	食 物	所含营养物质
	大米、海鲜、山药、白萝卜、银耳、鱼肉、鸡肉、火龙果、百合、茭白等	富含丰富的淀粉、糖分、蛋白质等

黄色食物	食 物	所含营养物质
	黄豆芽、黄豆、金针菇、柑橘、南瓜、香蕉及蛋类等	富含维生素A、维生素D、纤维素、果胶等

绿色食物	食 物	所含营养物质
	芹菜、菠菜、青椒、空心菜、绿豆等	富含维生素及大量的纤维素等

黑色食物	食 物	所含营养物质
	甲鱼、墨鱼、黑木耳、香菇、紫米、黑豆、黑芝麻、紫菜等	富含铁、B族维生素、核黄素、黑色素、青花素等

◎ 多食菌类食物

香菇、金针菇、猴头菇、银耳、黑木耳等菌类含有抗癌物质。

常见的抗癌食物

洋葱类	大葱、大蒜、洋葱、韭菜、芦笋、青葱等
十字花科	菜花、甘蓝、芥菜、萝卜等
坚果和种子类	核桃、松子、开心果、芝麻、杏仁、核桃等

续　表

谷物类	玉米、燕麦、小麦等
荚豆类	黄豆、青豆、豌豆等
水果类	橙子、橘子、苹果、哈密瓜、猕猴桃、西瓜、柠檬、葡萄柚、草莓、菠萝等
茄科类	番茄、马铃薯、红薯、甜菜等
伞状花科类	胡萝卜、芹菜、胡荽等

此外，有一些重要食物，例如，小黄瓜、莴苣、青椒、红椒、菠菜、姜、姜黄等。

癌症病人的膳食指南

饮食对癌症患者非常重要，是癌症患者康复的物质基础，合理充足的营养，可以扶正固本，提高免疫力，提高病人对治疗的耐受力，促进康复。

◆ 摄入营养丰富的植物性食物。

◆ 要保证足够的蛋白质摄入量，选用富含植物蛋白质的食物。

◆ 多进食富含维生素的新鲜蔬菜和水果。

◆ 选用富含淀粉的植物性主食。

◆ 要避免吃不易消化的食物。

◆ 不吃腌渍、霉变、烧烤、烟熏食品，以及含色素、香精较多的食品。

◆ 多吃些有利排毒的食物，如绿豆、西瓜、白菜等。

◆ 要经常吃些含纤维素丰富的食物。

◆ 不饮用烈性酒。

◆ 适当运用中医及饮食疗法。

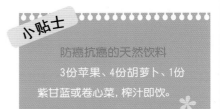

小贴士

防癌抗癌的天然饮料
3份苹果、4份胡萝卜、1份紫甘蓝或卷心菜，榨汁即饮。

不同时期的癌症病人对营养的需求

手术后的营养需求

术后病人原则上给予高蛋白质、高热量和高维生素的营养膳食，如牛肉、羊肉、猪瘦肉、鸡肉、鱼、虾、鸡蛋及豆制品，可以给病人多喝牛奶、藕粉和鲜果汁，并且多吃新鲜的蔬菜和水果。

【癌症病人术后的饮食顺序示意图】

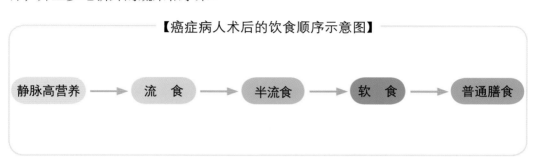

静脉高营养 → 流 食 → 半流食 → 软 食 → 普通膳食

放疗期间的营养需求

放疗期间一般要给病人流食、半流食，饮食中宜增加一些滋阴生津的甘凉之品，如藕汁、梨汁、甘蔗汁、荸荠、枇杷、猕猴桃等，要根据病人的状态食用，不可勉强。对于状态较差的病人可以给予静脉高营养。

化疗期间的营养需求

原则上化疗期间病人的饮食无需忌口，但化疗期间病人会出现如食欲缺乏、恶心呕吐等不良反应，因此，易出现营养不良，而影响治疗效果，合理饮食有助于维持营养平衡，以顺利完成化疗方案。

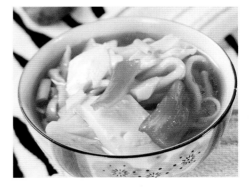

1. 以少食多餐代替每日三餐，进食时细嚼慢咽。

2. 饭前漱口，清除口内异味，进餐时采取半卧位或坐位有助于消化。

3. 多饮清水、冰凉饮料，可缓和胃部不适。

4. 生冷食物不宜食用。

5. 尽量选择冷或室温的食物，这样不会为热食品发出的气味所困扰，但生冷食物不宜食用。

6. 根据自己爱好选择高热量、高蛋白、高维生素、易消化的食物，如鱼、瘦肉、豆类、水果、蔬菜、面食等。

7. 避免甜、油炸、烟熏、高脂饮食。

康复期病人的营养需求

1. 食物要平衡，每天食用的食物品种越多越好。

2. 要排除毒素，不吃腌渍、霉变、烟熏的食物，不饮烈性酒。

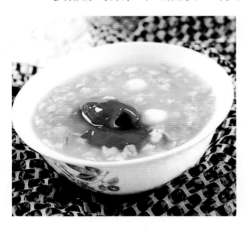

3. 多食用天然与野生食物，少用人工复制与精加工的食品，如含色素、香精及防腐剂的食物。

4. 合理补充能够提高人体免疫力的食物，例如，人参、蘑菇、银耳、薏米、红枣等。

5. 在烹调时，用油量可与正常人相似，不宜增加，多采用蒸、煮、炖的烹饪方法，尽量少吃油炸、煎的食物。

抗癌食物提供的主要营养素

食物的分类	食物提供的主要营养素	代表食物
谷类及薯类	主要提供碳水化合物、蛋白质、膳食纤维及B族维生素	米、面、杂粮、马铃薯、红薯、山药等
动物性食物	主要提供蛋白质、脂肪、矿物质、维生素A和B族维生素	肉、禽、鱼、蛋、奶等
豆类及其制品	主要提供蛋白质、脂肪、矿物质和B族维生素	大豆及其制品

续　表

食物的分类	食物提供的主要营养素	代表食物
蔬菜水果	主要提供膳食纤维、维生素C和胡萝卜素	新鲜深绿色和黄、橙色蔬菜、茄子、新鲜水果
纯热能食物	主要提供能量	植物油和淀粉、食用糖、酒类

食物与抗癌中药的配伍禁忌

　　配伍禁忌，无论是古代和现在都是十分严格的，现根据历代医药学家用药经验，将食物与药物配伍禁忌部分介绍如下：

食　物	不可同食的食物	不可同食的药物
猪　肉	乌梅、荞麦、鸽肉、鲫鱼、黄豆	黄连、桔梗、苍术
猪　血	黄豆	地黄、何首乌
猪　心	—	吴茱萸
猪　肝	荞麦、豆酱、鱼肉	—
羊　肉	醋	半夏、菖蒲、铜、丹砂
狗　肉	—	商陆、杏仁
鲫　鱼	芥菜、猪肝	厚朴、麦门冬
鲤　鱼	狗　肉	朱　砂
龟　肉	酒、果、苋菜	—
鳝　鱼	狗肉、狗血	—
雀　肉	李　子	白术、猪肝
鸭　蛋	李子、桑椹、鳖肉	—
鳖　肉	猪肉、兔肉、鸭肉、苋菜、鸡蛋	—

　　食物与抗癌西药一般没有严格的配伍禁忌，但个别药在应用时要注意，如甲基苄肼（丙卡巴肼）与乳酪、饮料、香蕉、酒类同食，会影响药物的疗效；皮质激素治疗时宜少吃钠盐，多吃富含钾的食品。

能减轻抗癌药不良反应的饮食

◎ 针对化疗导致的恶心、呕吐的饮食

● 进食易消化、清淡、刺激小、维生素含量丰富的食物。

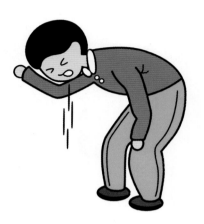

● 饭后勿立即躺下，以免食物反流，引起恶心、呕吐。

● 少食香蕉、核桃、茄子等不易消化的食物，而豌豆、熟栗子、乌贼等可适量多吃。

● 忌烟酒。

● 避免强烈气味刺激，出现恶心时可嚼些姜制品，可减轻恶心症状。

◎ 针对化疗导致的口腔炎、口腔溃疡的饮食

● 选择水分多的水果，如西瓜。

● 选择软质的食物，如乳制品：酸牛奶、奶粉；水果类：香蕉、苹果酱等；五谷类：粥、面；蛋类：布丁、蒸蛋；蔬菜类：烫软的蔬菜等。

● 烹调时要将食物煮至软、易咬，使用较多水分烹调。

● 将食物切成小块，用小汤匙食用。

● 可以使用勾芡的烹调法。

● 要注意饮水量的摄取，保持口腔湿润。

● 吃冷的食物，因为热的食物会刺激口腔内的伤口。

● 避免食用橘子、葡萄柚、柠檬、番茄等水果及果汁。

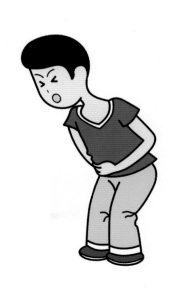

● 避免食用刺激性、太咸、生的及太干燥的食物。

● 避免使用含酒精的漱口水。

◎ 针对化疗导致的腹痛、腹泻的饮食

患者应进食含纤维素少、清淡的食物，避免油腻食物，对腹泻严重者应注意水、电解质的补充。

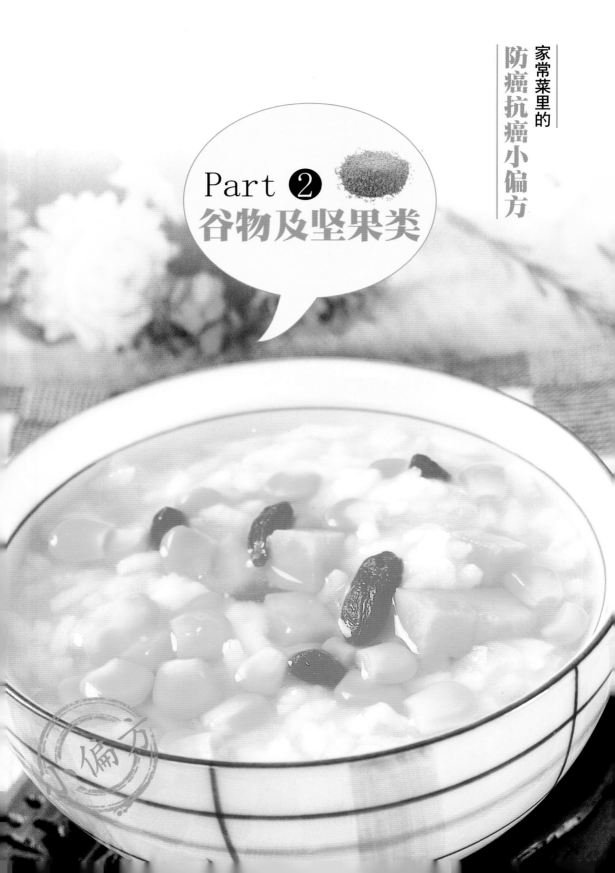

Part **2**
谷物及坚果类

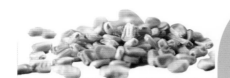

玉米 yumi

玉米是禾本科植物玉蜀黍的种子。原产于中美洲墨西哥和秘鲁，16世纪传入我国，至今有400余年的栽培历史。

别 名	中医食性	不适用者	适用者
棒子、玉蜀黍、苞米	性平、味甘	腹胀、尿失禁患者	一般人群均可

G 营养分析

玉米中除含有碳水化合物、脂肪、蛋白质、纤维素等基本营养物质外，还含有7大抗氧化物质，即钙、谷胱甘肽、维生素A、镁、硒、维生素E和脂肪酸，以及胡萝卜素、黄体素、玉米黄质、异麦芽低聚糖等营养物质。

G 营养优势

玉米纤维素含量很高，可以预防便秘。丰富的维生素E，能促进新陈代新、延缓衰老、减轻动脉硬化。玉米须有一定的降血糖作用，经常食用对糖尿病患者十分有益。此外，食用玉米有一定的明目、抗癌作用。

G 营养吃法

1. 将鲜玉米清蒸，最能保存玉米原有营养。

2. 用玉米制出的碎米叫玉米渣，可用于煮粥、焖饭。尚未成熟的极嫩的玉米称为"玉米笋"，可用于制作菜肴。

G 选购储存

❶ **选购**：选购散装玉米面的时候，用手握成团，久而不散的玉米面含有水分较高，不宜储存。

❷ **储存**：玉米受潮易发霉，应置于阴凉干燥处。保存玉米需要将外皮和毛须去除，清洗干净后擦干，用保鲜膜包起来放入冰箱冷藏即可。

搭配宜忌

宜：玉米宜搭配鸡蛋，可防止胆固醇过高；玉米宜搭配松子，可防癌抗癌；玉米宜搭配鸽肉，可防神经衰弱。

忌：玉米不宜与田螺同食，易中毒；糖尿病患者不宜食用爆玉米花。

防癌抗癌食疗偏方 1

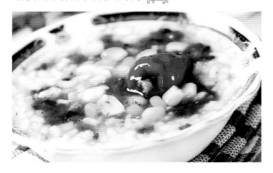

四小龙粥

🔺 原料 玉米100克,红枣10枚,花生仁、红豆各25克。

🔺 调料 红糖少许。

🎀 制作步骤

❶ 将玉米、红枣、花生仁、红豆分别洗净,红枣去核,备用。

❷ 将洗净的原料一起放入锅中,加入适量清水,用小火熬煮至粥熟,再撒入红糖调匀,即可出锅装碗。

防癌抗癌食疗偏方 2

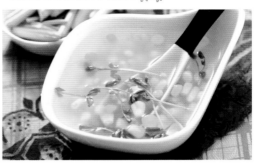

嫩玉米汤

🔺 原料 嫩玉米600克,豆苗100克。

🔺 调料 精盐、白糖各2小匙,清汤适量。

🎀 制作步骤

❶ 将嫩玉米剥去外皮,择净玉米须,用清水洗净,搓下嫩玉米粒。

❷ 锅置火上,加入清水烧沸,放入玉米粒煮约2分钟,捞出沥水,放入碗中,加入清汤,上笼蒸6分钟左右,取出。

❸ 豆苗洗净,用开水烫一下,捞出沥水。

❹ 净锅置火上,加入清汤、精盐、白糖烧沸,再倒入嫩玉米粒和豌豆苗,快速氽烫一下,离火出锅,盛入汤碗中,上桌即可。

五彩玉米饭

🔺 原料 玉米粒100克,糯米150克,黑米、小米、绿豆、红小豆各25克。

🔺 调料 白糖3大匙。

🎀 制作步骤

❶ 将玉米粒、糯米、黑米、小米、绿豆、红小豆分别淘洗干净。玉米粒、绿豆、红小豆放入清水中浸泡10小时,糯米、黑米浸泡6小时,小米浸泡1小时,备用。

❷ 将泡好的各种米及玉米粒一同放入电饭锅中,加入适量清水,盖严锅盖,定时60分钟,打开电源开关,见开关跳起后5分钟,再

防癌抗癌食疗偏方 3

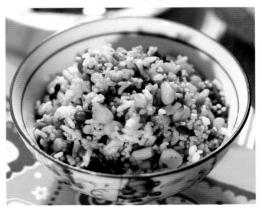

次定时15分钟,并打开电源开关,饭焖好后,出锅装碗,食用时加入白糖拌匀即可。

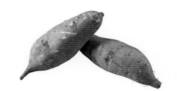

红薯 hongshu

红薯富含蛋白质、淀粉、果胶、纤维素、氨基酸、维生素及多种矿物质，有"长寿食品"之誉。

别 名	中医食性	不适用者	适用者
山芋、地瓜、甘薯等	性平、味甘	脾胃虚寒、胃酸多者	一般人群均可

G 营养分析

鲜红薯含蛋白质、脂肪、糖、淀粉、膳食纤维，以及胡萝卜素、维生素C、维生素A、B族维生素、维生素E、钾、铁、铜、硒、钙、磷等多种维生素及矿物质，还含有10余种微量元素和亚油酸等。

G 营养优势

红薯被营养学家冠以"营养最均衡食品"的美称：一是含有不易被硝酸破坏的纤维素和果胶，能清肠排毒；二是富含糖类和多种维生素，是低热、低脂食品；三是碱性食品，红薯中含有独特的生物类黄酮组合，这种物质既防癌又益寿。

G 营养吃法

红薯一定要蒸熟煮透再食用。否则，红薯中淀粉的细胞膜不经高温破坏，难以消化；红薯含有一种氧化酶，不经高温破坏，吃后会产生腹胀、胃灼热心、打嗝、泛酸、排气等不适感。

G 选购储存

❶ **选购**：选择外表干净、光滑、形状好、坚硬、发亮、无损伤的红薯。

❷ **储存**：红薯不宜放在塑料袋中，应保持干燥，放在温暖（10℃～14℃）、通风良好处即可。

搭配宜忌

宜：红薯应当配合其他的谷类食物、蔬菜、水果及蛋白质含量较高的食物一起食用。

忌：红薯忌与柿子同吃，大量食用甚至可造成肠胃出血或胃溃疡。

防癌抗癌食疗偏方 ①

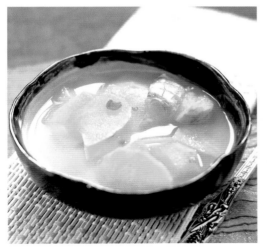

红薯煲姜

🍜 原料 红薯600克，老姜1块（约120克）。

🍜 调料 精盐1/2小匙，白糖1大匙。

✂ 制作步骤

❶ 将红薯削皮、洗净，切成块。

❷ 老姜洗净，用刀拍散，备用。

❸ 锅中倒入1400毫升清水，再放入红薯块及老姜，用大火煲滚，转小火煲透，然后加入精盐、白糖煮至融化即可。

防癌抗癌食疗偏方 ②

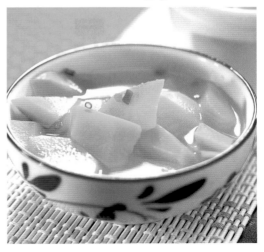

红薯南瓜汤

🍜 原料 红薯400克，南瓜250克。

🍜 调料 姜2块，冰糖160克。

✂ 制作步骤

❶ 将红薯去皮、洗净，切成块，放入清水中浸泡30分钟；南瓜去子、洗净，切成块，备用。

❷ 煲内放入姜块、红薯块，再倒入5杯清水煮滚，煲10分钟，然后放入南瓜块，再煲10分钟，加入冰糖煲至溶化即可。

红薯豆浆汁

🍜 原料 红薯200克，豆浆200毫升。

🍜 调料 糖油50克，冰块适量。

✂ 制作步骤

❶ 将红薯洗净，放入锅中蒸熟，去皮备用。

❷ 将红薯肉、豆浆、糖油一同放入果汁机中搅打成汁。

❸ 倒入杯中，再加入冰块，拌匀即可。

防癌抗癌食疗偏方 ③

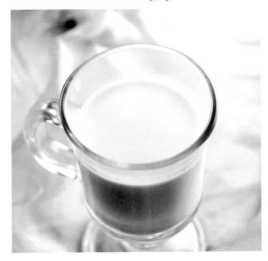

防癌抗癌食疗偏方 4

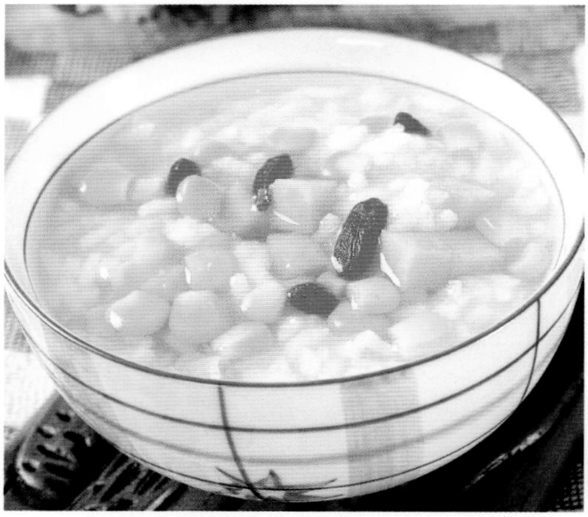

玉米薯粥

原料 玉米粒500克，红薯250克。

调料 白糖少许。

制作步骤

❶ 将红薯去皮，洗净、切丁。

❷ 玉米粒淘洗干净，备用。

❸ 铝锅上火，加入适量清水，先放入玉米粒，用大火煮开，再加入红薯丁煮沸，然后转小火煮至薯熟米烂、粥汁黏稠，最后调入白糖，拌匀即可出锅装碗。

防癌抗癌食疗偏方 5

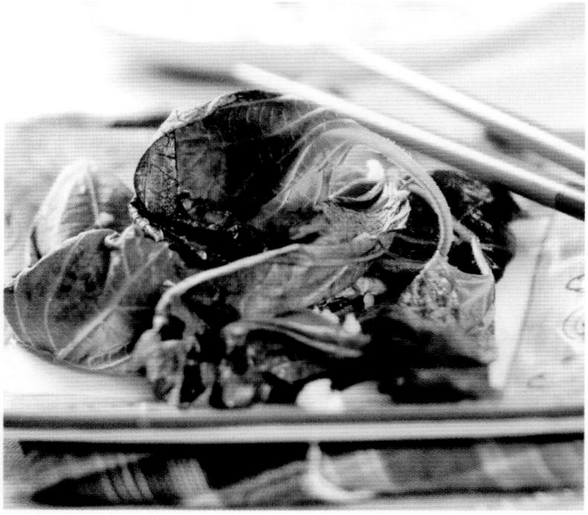

拌红薯叶

原料 嫩红薯叶500克。

调料 蒜末30克，精盐、味精各1/2小匙，香油1小匙，白醋、酱油各1大匙。

制作步骤

❶ 将红薯叶洗净，先放入沸水中烫熟，然后捞出冲凉，再挤去多余的水分，备用。

❷ 将红薯叶放入盆中，加入蒜末、精盐、味精、白醋、酱油、香油调拌均匀，即可上桌食用。

防癌抗癌食疗偏方 6

木瓜炖红薯

原料 红薯300克，木瓜100克，银耳、杏仁各50克。

调料 白糖1/2小匙，蜂蜜1大匙。

制作步骤

❶ 将红薯去皮、洗净，切成滚刀块；木瓜去皮及籽，洗净，切成块；银耳泡发，择洗干净。

❷ 砂锅置火上，放入红薯块、银耳，加入适量清水、白糖烧沸，炖煮10分钟。

❸ 再放入木瓜块、杏仁续煮10分钟，然后加入适量白糖调味，出锅盛入碗中晾凉，食用时加入蜂蜜拌匀即可。

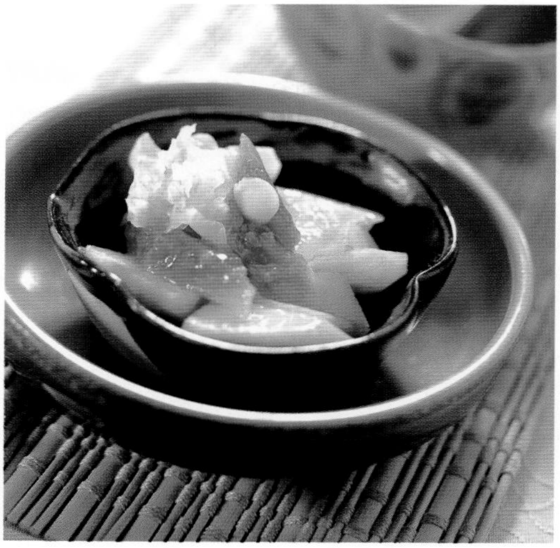

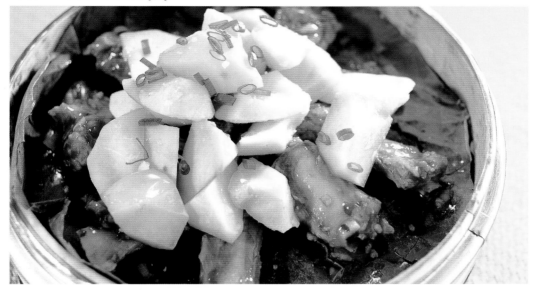

薯粉蒸小排骨

🍲 原料 小排骨段300克,红薯块200克。

🍲 调料 葱末15克,胡椒粉少许,白糖1/2小匙,甜面酱、豆瓣酱各1/2大匙,料酒1大匙,酱油、植物油各2大匙,蒸肉粉150克。

✂ 制作步骤

❶ 小排骨段加入酱油、料酒、白糖、甜面酱、豆瓣酱、胡椒粉拌匀,腌约30分钟,再撒入蒸肉粉裹匀,摆放入笼屉中,然后放入红薯块。

❷ 蒸锅置火上,加入清水,放入笼屉,用大火蒸约1小时,取出,撒上葱末,淋上烧热的植物油即可。

红薯香粥

🍲 原料 大米300克,红薯400克。

🍲 调料 精盐、熟猪油各适量。

✂ 制作步骤

❶ 将大米淘洗干净。

❷ 红薯洗净、去皮,切块,备用。

❸ 铝锅上火,加入适量清水,先放入大米、红薯,用大火烧沸,再转中火煮至黏稠,然后用小火煮10分钟至熟,再加入熟猪油、精盐调匀即可。

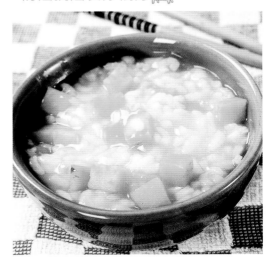

家常菜里的防癌抗癌小偏方

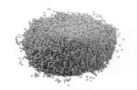

小 米 xiaomi

小米中国古称稷或粟，俗称"粟有五彩"，有白、红、黄、黑、橙、紫各种颜色的，可分为粳性、糯性和混合小米。

别 名	中医食性	不适用者	适用者
谷子、稞子、粟米	性凉，味甘、咸	气滞、素体虚寒、小便清长者	一般人群均可

营养分析

小米中含有碳水化合物、脂肪、蛋白质、纤维素、维生素E、胡萝卜素、硫胺素、核黄素、烟酸、镁、钙、铁、锌、铜、锰、钾、磷、钠、硒等，且含氨基酸、乙酰胆碱、类雌激素物质等多种营养素。

营养优势

小米属于粗粮，纤维素的含量较高，有助于缓解便秘。小米具有防治消化不良、滋阴养血的功效，对糖尿病患者有益。小米也能解除口臭，预防女性阴道炎，治疗脚气病、失眠、头疼、精神倦怠等症状，并且对癌症有一定的预防作用。

营养吃法

1. 建议食用量：每餐50克。

2. 小米一般在早餐食用较好。

3. 小米煮熟后若食用不完，可放置于冰箱内保存，如再次食用时，要加热后再吃。

选购储存

❶ **选购：** 优质小米的米粒大小、颜色均匀，呈乳白色、黄色或金黄色，有光泽，很少有碎米，无虫，无杂质。

❷ **储存：** 小米储藏前应去除糠杂，通常将小米放在阴凉、干燥、通风较好的地方。储藏前若小米所含的水分过大时，不能曝晒，可阴干。

搭配宜忌

宜：小米宜与鸡蛋相配，可促进蛋白质吸收；小米宜与红糖相配，补虚补血；小米宜与黄豆相配，有利于营养素吸收。

忌：小米不宜与杏仁相配，易造成腹胀、呕吐。

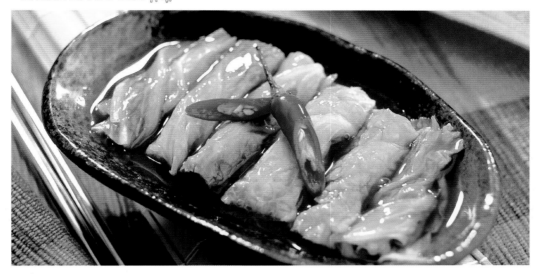

菜卷小米饭

🍲 **原料** 熟小米饭400克，白菜叶10张，茄子250克，洋葱末50克。

🍲 **调料** 精盐、胡椒粉、番茄酱、蒜茸、水淀粉各1/2小匙，植物油4小匙。

✄ **制作步骤**

❶ 茄子洗净、去皮，切小丁；白菜叶用沸水焯烫。

❷ 锅中加油烧热，下洋葱末炒香，下茄子丁炒至软，加入精盐、胡椒粉、蒜蓉炒匀，盛出装盘。再倒入熟小米饭，加入适量精盐、胡椒粉拌匀。小米、茄子丁一起放在菜叶上卷好，上屉蒸15分钟。

❸ 锅中加油烧热，下番茄酱炒香，加入清水、精盐、胡椒粉，用水淀粉勾芡，淋在小米菜卷上即可。

糠谷老粥

🍲 **原料** 糠谷老15克，小米50克。

🍲 **调料** 白糖2小匙。

✄ **制作步骤**

❶ 先将糠谷老剪成小段，洗净，待用。

❷ 糠谷老入砂锅内，加水适量煎煮，取汁去渣，以其汁代水，入小米煮成稀粥，酌加白糖少许即可。

❸ 粥熬得不宜过浓，稀稠要适度。

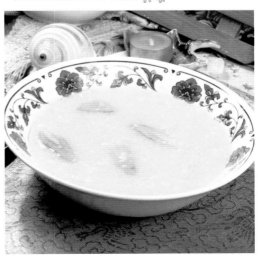

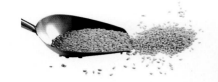

大麦 damai

大麦是古老粮种之一，也是酿造啤酒的主要原料。大麦是世界上第五大耕作谷物。

别 名	中医食性	不适用者	适用者
元麦、稞麦、饭麦、赤膊麦	性平、味甘	怀孕和哺乳期间的妇女	一般人群均可

G 营养分析

大麦富含可溶性纤维，碳水化合物含量较高，但谷蛋白含量较低，缺乏色氨酸和赖氨酸。烹制过的大麦含有铁、锌、镁、钾、铜、磷和烟酸、叶酸、维生素B_6、维生素B_1等矿物质和维生素。此外，裸大麦中还含有β-葡聚糖。

G 营养吃法

1. 大麦加大米煮粥时，待大火煮沸后，要改用小火慢煮至粥即可。

2. 烹调大麦茶时，应先将大麦炒香，再晒干，加水烧煮10分钟即可。

G 营养优势

大麦富含多种维生素、蛋白质和膳食纤维，能提高人体免疫力、促进血液循环、暖肠胃、疏肝利气、消积进食、调整肠胃功能、加速肠道蠕动、软化粪便、预防便秘和肠癌，还具有降血糖、降血脂、预防心血管疾病等功效。

G 选购储存

❶ **选购**：选购大麦时应选择子粒扁平、中间宽\两端较尖，且每一粒大小都相似，闻起来有淡淡的坚果香味。

❷ **储存**：大麦应密封保存在阴凉干燥的地方，可采用传统的保存方式，放在陶瓷器皿中保存，亦可使用纸袋或专用米桶保管，放入炭、大蒜或苹果，可预防生虫、变霉。

搭配宜忌

宜：胃气虚弱、消化不良、食欲缺乏、伤食后胃满腹胀者及肝病患者、妇女回乳时乳房胀痛者宜食大麦。

忌：大麦茶不宜与其他茶一起冲泡。

防癌抗癌食疗偏方 1

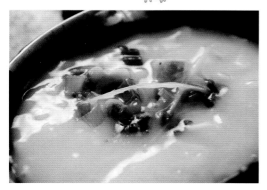

牛肉麦粥

🏔 原料 大麦仁500克，面粉、牛肉各400克。

🏔 调料 葱花、姜丝、精盐、味精、白醋、胡椒粉、香油、辣椒丝、牛肉汤各适量。

❈ 制作步骤

❶ 将牛肉洗净，切成小块；大麦仁去杂质、洗净；面粉加入冷水调成糊状，备用。

❷ 锅置火上，放入牛肉汤和适量清水，先下入大麦仁煮至开花，再将面粉糊慢慢地倒入锅中，烧沸成麦仁面糊，然后放入牛肉块、精盐、白醋、味精、胡椒粉、辣椒丝、葱花和生姜丝，淋入香油，烧沸后搅匀即可。

防癌抗癌食疗偏方 2

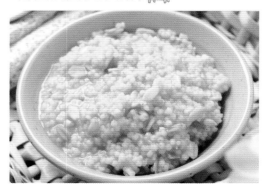

大枣莲子粥

🏔 原料 大麦米仁50克，莲子100克。

🏔 调料 红糖150克。

❈ 制作步骤

❶ 将大麦米仁淘洗干净；莲子放入热水锅中，加少许食用碱，用刷子刷四五次成白色，捞出，削去莲子两头，去除莲子心，放入碗中，加水，上屉蒸熟，备用。

❷ 砂锅上火，加入适量清水烧沸，下入大麦米仁，煮沸后转用慢火煮成稀粥，再将蒸熟的莲子倒入粥锅中，搅拌均匀。

❸ 食用时，加入红糖拌匀即可。

养胃麦仁饭

🏔 原料 大麦仁500克。

🏔 调料 无。

❈ 制作步骤

❶ 将大麦仁挑去杂质，淘洗干净。

❷ 将大麦仁放入锅中，加入适量清水，用大火烧沸，再转用小火焖至饭熟味香即成。

防癌抗癌食疗偏方 3

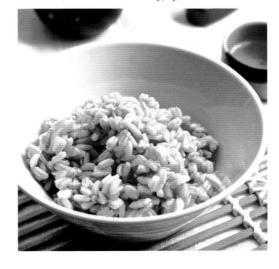

荞麦 qiaomai

荞麦的花呈圆锥状，白色，花梗细长；果实为干果，呈不规整三角形，表面光滑，颜色为深褐色，可磨成面粉食用。

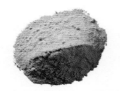

别 名	中医食性	不适用者	适用者
荞子、甜荞、花荞、乌麦	性凉、味甘	肿瘤病人、腹泻和消化功能不佳者	一般人群均可

G 营养分析

荞麦中含有碳水化合物、脂肪、蛋白质、纤维素，以及维生素A、维生素E、胡萝卜素、硫胺素、核黄素、烟酸、钙、铁、锌、铜、磷、硒等多种维生素及矿物质。此外，还含有草酸、柠檬酸等有机酸。

G 营养吃法

荞麦每次不宜食用过多，否则容易造成消化不良。日常食用时，可将荞麦制成荞麦粥、荞麦点心、荞麦茶。

G 营养优势

经常食用荞麦能够降低胆固醇、调节血脂，还可以保护血管、防止血栓形成。此外，荞麦还具有解毒抗菌、提高人体新陈代谢的速度，减肥、预防便秘的功效。更重要的是，荞麦是医学界公认的糖尿病患者的理想食品，并且具有较好的抗癌作用。

G 选购储存

❶ 选购：选购荞麦时应选择大小均匀、颗粒饱满、表面有光泽的荞麦，不要选择大小不均匀、干瘪或是没发育好的荞麦。

❷ 储存：荞麦应密封储存在常温、干燥、通风的环境，储存时间不宜超过3个月。

搭配宜忌

宜：荞麦与牛奶搭配食用，可起到氨基酸互补的作用。

忌：荞麦与黄鱼配搭，易造成消化不良；荞麦与猪肉一起食用，易造成脱发。

防癌抗癌食疗偏方 1

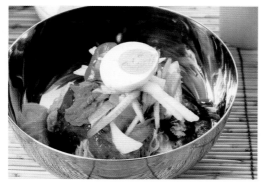

春川拌面

🏔 原料 荞麦面条、紫菜丝、黄瓜丝、胡萝卜丝各适量，熟鸡蛋半个，熟芝麻少许。

🏔 调料 蒜蓉、白糖、酱油、米醋、韩式辣酱各适量。

✿ 制作步骤

❶ 将酱油、米醋、蒜蓉、熟芝麻、白糖、韩式辣酱放入容器中，调成调味汁。

❷ 锅置火上，加入适量清水烧沸，放入荞麦面条煮熟，捞出过凉，沥去水分。

❸ 盛入大碗中，再放上黄瓜丝、胡萝卜丝、紫菜丝，加入调好的调味汁，拌匀即可。

防癌抗癌食疗偏方 2

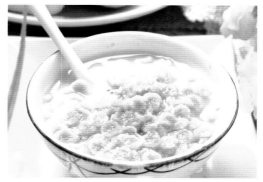

养颜荞麦粥

🏔 原料 荞麦200克。

🏔 调料 冰糖适量。

✿ 制作步骤

❶ 荞麦提前半天用清水泡开。

❷ 锅里加入适量的水，放入荞麦，先用大火煮开，改用小火煮30分钟。

❸ 加入冰糖，煮至完全溶化即可。

荞面片

🏔 原料 荞麦面500克，小麦粉50克，猪绞肉100克，酸菜叶75克。

🏔 调料 葱花10克，精盐、味精各1/2小匙，花椒水、红油各1小匙，植物油2大匙。

✿ 制作步骤

❶ 将荞麦面与小麦粉拌匀，加入适量清水，和成较硬的面团。

❷ 酸菜叶切成条状，用清水洗净，沥干备用。

❸ 锅中加油烧热，先下入葱花、猪绞肉炒香，再添入适量清水，加入酸菜、精盐、红油、花椒水烧开，然后用左手托着荞麦面团，

防癌抗癌食疗偏方 3

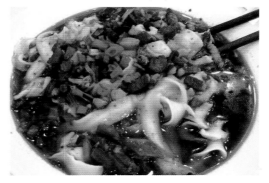

右手持刀，往锅中削面片，边削边用手勺搅动锅中的汤汁，使面片均匀受热，待面团削光后，锅中面片烧沸即熟。

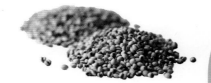

薏米 yimi

薏米是药食皆佳的粮种之一。由于薏米的营养价值很高，被誉为"世界禾本科植物之王"、"生命健康之禾"。

别　名	中医食性	不适用者	适用者
土玉米、薏苡仁、米仁、回回米	性微寒，味甘、淡	妇女怀孕早期，汗少、便秘者	一般人群均可

⊙ 营养分析

薏米中含有热量、碳水化合物、脂肪、蛋白质、纤维素、多种维生素（如维生素E、硫胺素、核黄素、烟酸），以及镁、钙、铁、锌、铜、锰、钾、磷、钠、硒等多种矿物质。

⊙ 营养优势

薏米是体弱患者的补益佳品，薏米对于慢性肠胃炎、消化不良等症状有疗效。薏米含有丰富的硒元素，可用于胃癌、子宫颈癌的辅助治疗。此外，薏米还是美容食品，可治脚气。

⊙ 营养吃法

淘洗薏米的时候要注意，先用冷水轻轻淘洗，不要用力揉搓，再用冷水浸泡一会儿。泡米用的水要与薏米同煮，不能丢弃，这样可以避免薏米中所含的营养物质在浸泡中流失。

⊙ 选购储存

❶ **选购**：家庭选购薏米时，应挑选形状呈椭圆，质硬有光泽，颗粒饱满，白色或黄白色，味甘淡或微甜者则为上品。

❷ **储存**：储藏前要筛去薏米中的粉粒、碎屑。薏米夏季受潮极易生虫和发霉，故应储藏于通风、干燥处。

搭配宜忌

宜：薏米与肉类搭配较为合适。

忌：薏米与菠菜搭配食用，会降低两种食物的营养价值，不宜同食。

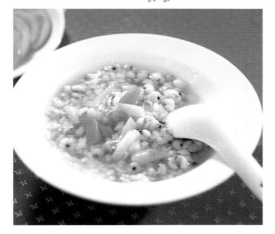

山药薏米姜汁粥

🍲 原料 薏米150克，山药20克。

🍲 调料 姜片，芥蓝各适量，精盐、香油各1/2小匙，高汤精1大匙。

🎀 制作步骤

❶ 将薏米洗净、山药切成块，一起放入电压力锅中，加适量清水，放入冰糖、姜片、大米，调至煮粥档即可自动完成。

❷ 芥蓝焯水后取出，加精盐、高汤精、香油拌匀即成配菜。

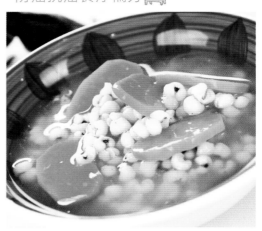

薏米南瓜粥

🍲 原料 薏米100克，南瓜300克。

🍲 调料 冰糖适量。

🎀 制作步骤

❶ 将薏米洗净，放入清水中浸泡1小时；南瓜洗净，去皮、去瓤，切成小片。

❷ 坐锅点火，加入适量清水烧开，先下入薏米煮约1小时。

❸ 再放入南瓜片续煮15分钟，待南瓜软烂后加入冰糖煮至溶化，即可装碗上桌。

莲实薏米美容羹

🍲 原料 莲子30克，芡实、薏米各50克，桂圆肉20克。

🍲 调料 蜂蜜3大匙。

🎀 制作步骤

❶ 将桂圆肉洗净；莲子去心、洗净；芡实、薏米分别洗净。一起放入清水中浸泡30分钟，备用。

❷ 锅中加入适量清水，放入莲子、芡实、薏米、桂圆肉，用小火煮至熟烂，再加入蜂蜜调匀，即可装碗食用。

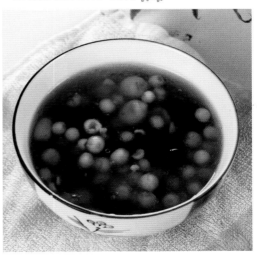

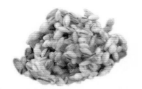

小麦 xiaomai

小麦为禾本科植物，是世界上分布最广泛的粮食作物，其播种面积为各种粮食作物之冠，是重要的粮食之一。

别　名	中医食性	不适用者	适用者
白麦	性平、味甘	慢性肝病、糖尿病患者	一般人群均可

☞ 营养分析

小麦富含淀粉、脂肪、蛋白质、膳食纤维、钙、磷、钾、维生素E、维生素B_1、维生素B_2及烟酸等维生素和矿物质。此外，小麦还含有精氨酸、淀粉酶、谷甾醇、卵磷脂和蛋白分解酶等成分。

☞ 营养优势

小麦营养丰富，纤维素含量高，可以起到调理肠胃、促进消化、预防结肠癌的作用。此外，经常进食全麦食品可以降低血液循环中的雌激素的含量，从而达到防治乳腺癌的目的。

☞ 营养吃法

1. 小麦粥或饭：小麦可以做成小麦粥，也可以和其他杂粮搭配做成杂粮饭。

2. 面食：小麦可以磨成粉，做成各种面食，再用于烹调。

3. 点心：小麦可以做成饼或包子之类的点心食用，有谷物的特殊香味。

☞ 选购储存

❶ **选购**：优质的小麦呈浅黄棕色或黄色，有光泽、籽粒饱满、干燥、大小基本相同、无杂质、有淡淡的芳香味。

❷ **储存**：小麦需要保存在干燥阴凉的地方，需要食用的时候再取出烹调。不良的环境会导致小麦发芽或霉变，影响食用。

搭配宜忌

宜：小麦宜与大枣、黄芪等一起食用。

忌：小麦面畏蜀椒、萝卜、枇杷、粟米，小麦不宜与这4种食物同食。

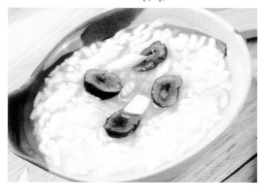

小麦红枣桂圆粥

🍲 **原料** 小麦、糯米各100克,红枣10枚,桂圆肉20克。

🍲 **调料** 白糖适量。

✂ **制作步骤**

❶ 把小麦淘净,加热水浸发,倒入锅里,煮熟,取汁水。

❷ 糯米淘洗干净;红枣去核;桂圆肉切碎。

❸ 锅中加入糯米、去核的红枣、切碎的桂圆肉和小麦汁,先用大火烧沸,然后改用小火煮成粥,加入白糖,拌匀即可食用。

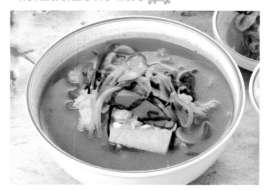

鸡蛋面丝汤

🍲 **原料** 面粉250克,羊肉(肥瘦)150克,鸡蛋2个,番茄100克,洋葱25克,香菜15克。

🍲 **调料** 蒜蓉、精盐、米醋、植物油各适量。

✂ **制作步骤**

❶ 面粉放入盆内,加入鸡蛋液、适量凉水和成面团,擀成圆薄片,再切成丝;羊肉、洋葱分别洗净,切成丝;番茄去皮,切成碎丁。

❷ 锅中加入植物油烧热,爆香洋葱丝,放入羊肉丝翻炒,加入清水、番茄丁、精盐烧沸。

❸ 下入面丝煮熟,加入蒜蓉、米醋和香菜末调匀,出锅倒在汤碗内即可。

忌廉麦包

🍲 **原料** 鸡蛋、白砂糖各250克,小麦粉200克,荞麦粉100克。

🍲 **调料** 精盐3克,香兰素2克,蛋糕油、植物油50克。

✂ **制作步骤**

❶ 将鸡蛋、白砂糖放入打蛋器内,用中速搅打至砂糖溶化,再放入蛋糕油快速搅拌3分钟,然后慢慢倒入200克温水,继续搅拌均匀成鸡蛋糊。

❷ 将荞麦粉、香兰素、精盐放入蛋糊内,搅打5分钟,然后放入小麦粉,边加边搅匀成浓糊。

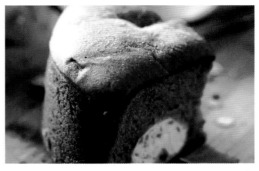

❸ 取烤模,刷上少许植物油,用小勺将浓糊注入模具内(注入量为模具的2/3),立即放入烤箱内,用200℃烘烤10分钟至表面呈棕黄色,取出刷上植物油即可。

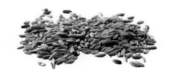

燕麦 **yanmai**

燕麦就是我国的莜麦，是一种低糖、高营养、高能食品，是较受现代人欢迎的食物之一。

别　名	中医食性	不适用者	适用者
莜麦、玉麦、油麦	性温、味甘	皮肤过敏者	一般人群均可

☞ 营养分析

燕麦含有碳水化合物、脂肪、蛋白质、纤维素及维生素E、烟酸、核黄素等多种维生素，以及镁、钙、铁、锌、钾、磷、钠、硒等矿物质。此外，燕麦中含有极其丰富的亚油酸。

☞ 营养优势

燕麦可以有效地降低人体中的胆固醇，经常食用燕麦对糖尿病患者有非常好的防癌、抗癌、减肥的功效，燕麦还具有预防心脑血管病、通便、预防骨质疏松、促进伤口愈合、防止贫血的功效，是补钙、延年益寿的佳品。

☞ 营养吃法

燕麦比较常见的食用方法是与牛奶、饮料等搭配食用，也可加入到汤、粥中，还可以制作成蛋糕、果冻、啤酒和饮料。燕麦麸可以单独食用。

☞ 选购储存

❶选购：最好选择颗粒大小均匀的燕麦片，这样燕麦片的溶度会相同，不会影响口感，并且最好选择锡纸包装的燕麦。市场上所售的"麦片"并不等同于"燕麦片"，因此，选购时应看清产品的配料表。

❷储存：燕麦片应密封放在干燥的地方，不然容易发霉，也可以放在冰箱里。

搭配宜忌

宜：燕麦片与牛奶搭配，营养美味；燕麦片与蜂蜜搭配，润肠通便、美容养颜，长期服用对身体很有好处。

忌：燕麦一次食用过多，会造成胃痉挛、滑肠、催产，因此孕妇更应忌食。

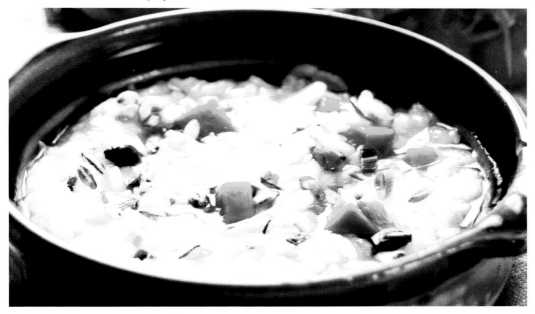

燕麦南瓜粥

🍚 原料 燕麦片30克,大米50克,小南瓜1个。

🍚 调料 葱花、精盐适量。

✂ 制作步骤

❶ 将南瓜洗净,去皮及瓤,切成小块。

❷ 大米淘洗干净,用清水浸泡,备用。

❸ 锅置火上,加入适量清水,先下入大米用大火煮沸,再转小火煮约20分钟,然后放入南瓜块续煮10分钟,再加入燕麦片煮10分钟,最后关火,放入精盐、葱花调匀即可。

蛋奶麦片粥

🍚 原料 燕麦片100克,牛奶250毫升,鸡蛋2个。

🍚 调料 精盐、白糖、黄油各适量。

✂ 制作步骤

❶ 将燕麦片中加入少许清水调成糊,再放入精盐、牛奶调匀。

❷ 鸡蛋磕入碗中,搅匀,备用。

❸ 坐锅点火,倒入燕麦糊烧沸,再转小火焖煮10分钟,然后加入鸡蛋液、白糖、黄油焖煮至黏稠,即可出锅。

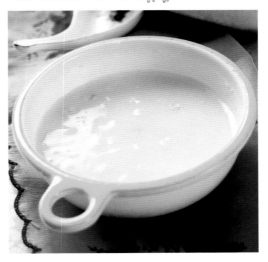

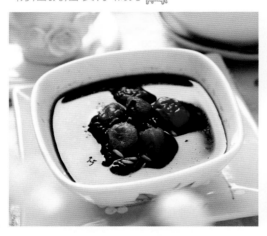

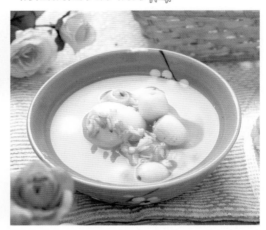

燕麦黑糯米粥

🍲 **原料** 黑糯米100克，燕麦50克，桂圆肉、红枣各20克。

🍲 **调料** 冰糖适量。

✂ **制作步骤**

❶ 黑糯米、燕麦分别浸泡，洗净；红枣洗净，去核；桂圆肉洗净，待用。

❷ 锅内加入清水，放入黑糯米、燕麦、红枣、桂圆肉，烧开后改小火煮50分钟。

❸ 放入冰糖煮至溶化即可。

莲子燕麦鹌鹑蛋糖水

🍲 **原料** 莲子50克，燕麦100克，鹌鹑蛋10枚。

🍲 **调料** 冰糖适量。

✂ **制作步骤**

❶ 莲子、燕麦用清水浸泡2小时，洗净；鹌鹑蛋煮熟，去壳待用。

❷ 将莲子、燕麦放入砂锅内，加入清水，加盖，用小火煮40分钟。

❸ 放入处理好的鹌鹑蛋，煮开。

❹ 加入冰糖，略煮5分钟即可。

燕麦小米粥

🍲 **原料** 燕麦200克，小米100克。

🍲 **调料** 冰糖适量。

✂ **制作步骤**

❶ 将燕麦、小米分别淘洗干净，放入清水中浸泡5小时。

❷ 坐锅点火，加入适量清水，放入燕麦、小米，用大火煮沸。

❸ 再改用小火煮约30分钟至粥熟，然后加入冰糖煮至溶化，即可出锅装碗。

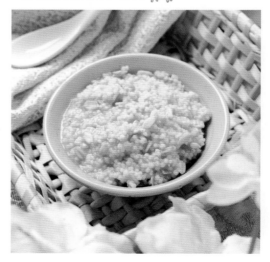

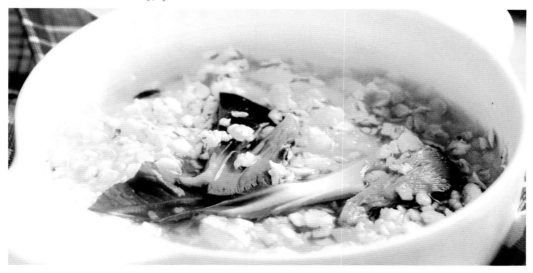

蘑菇燕麦粥

🍲 **原料** 新鲜蘑菇150克, 燕麦片100克, 油菜心50克。

🍲 **调料** 葱花5克, 姜片3克, 精盐1/2小匙, 味精、胡椒粉各少许, 植物油1大匙, 鸡汤适量。

🎀 **制作步骤**

❶ 新鲜蘑菇去蒂, 洗净, 撕成小条, 放入沸水锅内焯烫一下, 捞出, 用冷水过凉; 油菜心洗净。

❷ 净锅置火上, 加入植物油烧至六成热, 先下入葱花、姜片煸炒出香味, 再放入蘑菇条煸炒片刻, 然后倒入鸡汤烧沸, 转小火煮约5分钟。

❸ 加入精盐调好口味, 撒入燕麦片煮3分钟, 放入油菜心略煮, 撒入味精、胡椒粉, 装碗即可。

莲藕燕麦粥

🍲 **原料** 莲藕250克, 燕麦75克, 甘草12克, 红枣5枚。

🍲 **调料** 精盐1小匙。

🎀 **制作步骤**

❶ 燕麦洗净, 提前泡水1小时; 红枣洗净, 泡软, 去核; 甘草洗净, 备用。

❷ 将燕麦、甘草、红枣放入锅中, 加入适量清水, 煮开, 加入莲藕, 以小火煮至燕麦熟软, 再加精盐调味即可。

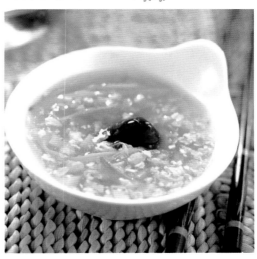

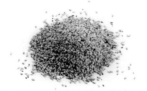

芝麻 zhima

芝麻有黑、白两种，食用以白芝麻为好，补益药用则以黑芝麻为佳。芝麻既可食用又可作为油料。

别　名	中医食性	不适用者	适用者
胡麻、白麻	性平、味甘	患有慢性肠炎、便溏腹泻者	一般人群均可

营养分析

芝麻含有丰富的营养物质，如大量的脂肪和蛋白质，还有膳食纤维、维生素A、维生素B_1、维生素B_2、烟酸、维生素E、卵磷脂、钙、铁、油酸、棕榈酸、亚油酸。

营养吃法

芝麻仁外面有一层稍硬的膜，把它碾碎才能使人体吸收到营养，所以整粒的芝麻应加工后再吃。

营养优势

芝麻是益寿延年、抗衰老的佳品，也是中老年人最佳的冬令补品。芝麻具有很好的润肠通便作用。芝麻中的亚油酸有调节胆固醇的作用。此外，芝麻对因身体虚弱、早衰而导致的脱发效果最好。芝麻还能抑制皮肤癌与乳腺癌的发生。

选购储存

❶ **选购**：消费者购买黑芝麻时一定要慎重，最好用一点水放在手心，轻轻地搓揉，手上留下异样的颜色就可能是染过色的芝麻，不宜购买。

❷ **储存**：把买来的芝麻在太阳下晾晒几天，变干燥后，装进密封性好的塑料袋里，然后放柜子里或冰箱里都可以。

搭配宜忌

宜：芝麻与海带同食，有美容抗衰的作用；芝麻与核桃同食，可改善睡眠质量。

忌：芝麻与鸡肉同食，有中毒可能；芝麻酱和洋地黄同食，可加强洋地黄的毒性，引起中毒反应；芝麻与巧克力同食，会影响吸收、消化。

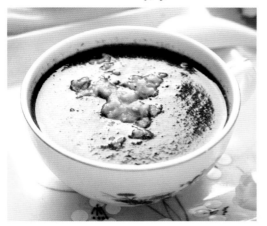

芝麻核桃糊

🍚 原料 芝麻300克，核桃100克。

🍚 调料 砂糖适量。

✄ 制作步骤

❶ 芝麻用干净的锅炒香、炒熟，再用榨汁机打成粉状。

❷ 把核桃放入锅里加适量水煮熟。

❸ 加入砂糖煮成核桃糖水。

❹ 再把芝麻粉慢慢倒入到核桃糖水中，用筷子不停地搅拌成糊状即可。

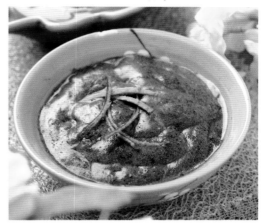

陈皮芝麻糊

🍚 原料 黑芝麻300克，陈皮10克。

🍚 调料 冰糖适量。

✄ 制作步骤

❶ 用干净的锅把芝麻炒香，然后再用榨汁机把芝麻搅拌成粉。

❷ 锅中加适量清水，煮开，把芝麻粉、陈皮慢慢倒入锅中，用筷子不停地搅动，煮15分钟。

❸ 加入冰糖煮至溶化即可。

黑芝麻莲藕汤

🍚 原料 鲜莲藕300克，胡萝卜50克，熟黑芝麻30克。

🍚 调料 精盐、味精各1/2小匙，酱油1小匙，胡椒粉少许，猪骨高汤1500克。

✄ 制作步骤

❶ 将莲藕去皮、洗净，切成薄片。

❷ 胡萝卜去皮、洗净，切成梅花片。

❸ 坐锅点火，加入猪骨高汤烧沸，先下入莲藕片、胡萝卜片、精盐、酱油煮开，再转小火煮约30分钟，然后放入味精、胡椒粉调味，出锅装碗，撒上黑芝麻即可。

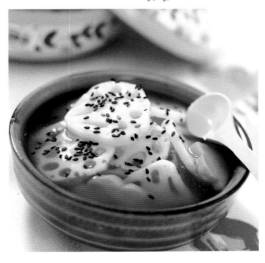

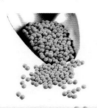

黄 豆 **huangdou**

黄豆即大豆，最常用来做各种豆制品、榨取豆油、酿造酱油和提取蛋白质，是世界上产量最多的油料作物。

别 名	中医食性	不适用者	适用者
枝豆、大豆、黄大豆	性平、味甘	消化功能不良、慢性消化道疾病患者	一般人群均可

G 营养分析

黄豆所含的大豆蛋白质含有人体所需的各种氨基酸，特别是赖氨酸、亮氨酸、苏氨酸等人体必需氨基酸。此外，黄豆还含有脂肪（为不饱和脂肪酸）、钙、磷、铁、维生素、磷脂等营养成分。

G 营养优势

黄豆对乳腺癌可以起到抑制作用，多吃黄豆能够有效地降低患乳腺癌的概率。黄豆中的植物性蛋白质和豆固醇能降低血脂和胆固醇，从而降低人体患心血管疾病的概率。常食黄豆，具有增强人体免疫力、美白抗衰、延缓更年期的功效。

G 营养吃法

生黄豆含有不利于健康的抗胰蛋白酶和凝血酶，所以黄豆不宜生食，夹生黄豆也不宜吃，黄豆还不宜干炒食用。日常食用，可将黄豆打成汁饮用，也可加入菜肴中煮食，亦可用来煲汤饮用。

G 选购储存

❶ **选购：** 优质黄豆鲜艳有光泽、颗粒饱满且整齐均匀、无破瓣、无缺损、无虫害、无霉变，具有正常的香气。

❷ **储存：** 取足够容量的密封罐一个，干辣椒若干。把干辣椒（若是整个的干辣椒可剪成丝）和黄豆混合，放在密封罐里，将密封罐放在通风、干燥处即可。

搭配宜忌

宜：黄豆宜搭配小米食用，能够促进营养素更好地吸收；黄豆与白菜同食，可以预防乳腺癌的发生。

忌：黄豆不宜搭配虾皮、猪皮、猪血同食，这样会引起消化不良；黄豆与菠菜、酸奶同食，不利于黄豆营养功效的发挥。

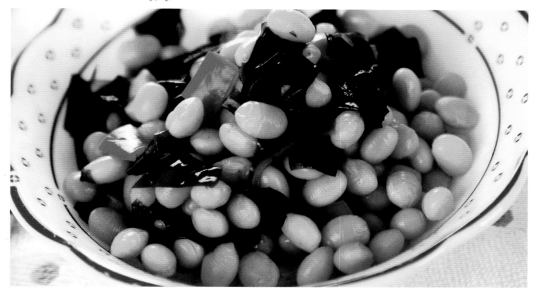

黄豆拌海带

🔺原料 黄豆50克，海带100克。

🔺调料 蒜末10克，精盐、味精、白糖各1/2小匙，香醋、香油各1小匙。

✂ 制作步骤

❶ 将海带泡软，洗去泥沙，切成小丁，再放入沸水中烫透，捞出沥干水分。

❷ 黄豆洗净、泡软，放入锅中，加适量清水煮熟，捞出备用。

❸ 将黄豆和海带丁一同放入大碗中，加入白糖、香醋、精盐、味精、香油、蒜末调拌均匀，即可上桌食用。

油酥黄豆

🔺原料 净黄豆500克。

🔺调料 精盐1小匙，味精1/2小匙，花椒粒10克，料酒、白糖各1大匙，米醋2大匙，植物油750克（约耗75克）。

✂ 制作步骤

❶ 黄豆倒入沸水中，浸泡30分钟至黄豆变软，捞出沥干，加上少许精盐、味精、料酒、米醋和白糖调匀，腌渍30分钟，取出黄豆，晾干。

❷ 锅置火上烧热，放入花椒粒，用小火煸炒出香味，离火出锅，把花椒粒压成碎末，趁热加上少许精盐和味精调拌均匀成花椒盐。

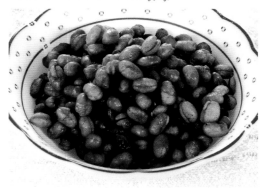

❸ 锅中加油烧热，放入黄豆炸至熟香且酥脆，捞出沥油，盛入盘内，带椒盐一起上桌蘸食即可。

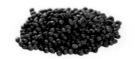

绿豆 lüdou

绿豆种皮的颜色主要有青绿、黄绿、墨绿三大类，种皮分有光泽（明绿）和无光泽（暗绿）两种。

别　名	中医食性	不适用者	适用者
交豆、青小豆、植豆	性寒、味甘	脾胃虚弱的人	一般人群均可

⑥ 营养分析

绿豆中除含有碳水化合物、蛋白质、膳食纤维、脂肪等基本营养物质外，还含有胡萝卜素、维生素B_1、维生素B_2、烟酸、磷、镁、钙、铁、硒、钠、锌、锰、铜等多种维生素及矿物质。

⑥ 营养优势

可用绿豆汤来补充营养，达到清热解毒、抗菌抑菌的功效，常食绿豆，对高血压、糖尿病有辅助治疗作用，能够增强血清脂蛋白酶的活性，以降低血脂。此外，绿豆还具有抗肿瘤、提高人体免疫力等作用。

⑥ 营养吃法

绿豆不宜煮得过烂，以免使有机酸和维生素遭到破坏，降低其清热解毒的功效。

绿豆在铁锅中煮熟后会变黑，因为绿豆中的单宁会与铁反应，生成黑色的单宁铁。

⑥ 选购储存

❶ **选购：** 绿豆以色浓绿而富有光泽、粒大整齐、形圆、无霉烂、无虫口、无变质、无异味、煮之易烂者为佳品。

❷ **储存：** 储存绿豆时，可以先把绿豆放到太阳下晒干，然后用塑料袋装起来，再在塑料袋里放几瓣大蒜。

搭配宜忌

宜：绿豆宜搭配燕麦食用，能够有效控制血糖含量。

忌：绿豆不宜搭配狗肉食用，凉热两性食物相冲，会引起腹泻；绿豆与苹果搭配食用，会引起中毒，因此应避免同食。

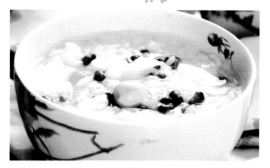

绿豆莲子粥

⬆原料 绿豆80克，大米100克，莲子30克，白果、百合各20克。

⬆调料 陈皮5克，白糖适量。

✂ 制作步骤

❶ 将大米、绿豆均淘洗干净；白果去壳、去衣、去心、洗净；陈皮浸软，刮洗干净；百合用清水洗净，浸泡，备用。

❷ 坐锅点火，加入适量清水烧沸，放入大米、白果、绿豆、莲子和陈皮，待再次滚沸，改用小火续煮2小时，并不断搅动，待粥黏稠时，放入百合，加入白糖，待糖溶化后略滚片刻，即可装碗上桌。

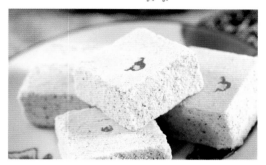

绿豆糕

⬆原料 绿豆500克。

⬆调料 白糖1000克，蜂蜜200克，桂花酱25克。

✂ 制作步骤

❶ 将绿豆拣去杂质，用清水淘洗干净，放入沸水锅中煮至八分熟，捞出沥干，用石磨破成几瓣，去皮后洒上少许清水，焖发1～3小时，待成黄色时，再磨成熟细粉，备用。

❷ 将绿豆粉、白糖、蜂蜜、桂花酱拌和在一起，反复搅拌均匀后，放到专用木制框架内填实、压平，用刀切成小块，即可食用。

消暑绿豆粥

⬆原料 绿豆1杯，清水5杯，银耳、西瓜、蜜桃各适量。

⬆调料 冰糖3大匙。

✂ 制作步骤

❶ 绿豆淘洗干净，浸泡8小时；银耳用冷水浸泡回软，择洗干净；西瓜去皮及子，切块；蜜桃去核，切瓣，备用。

❷ 饭锅中加入清水和泡好的绿豆，上大火烧沸，转小火慢煮40分钟，再下入银耳及冰糖，搅匀煮20分钟，然后放入西瓜和蜜桃，煮3分钟离火，自然冷却后装入碗中，用保鲜膜

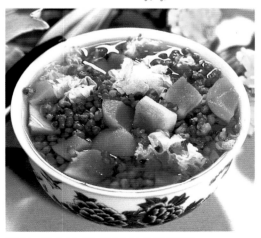

密封，放入冰箱，冷冻20分钟即可。

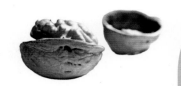

核 桃 hetao

核桃不仅味美，而且营养价值很高，与扁桃、腰果、榛子并称为世界著名的"四大干果"。

别 名	中医食性	不适用者	适用者
胡桃、羌桃	性平、味甘	腹泻、阴虚火旺者	一般人群均可

☞ 营养分析

核桃富含铜、镁、钾、磷、叶酸、B族维生素、维生素C等人体需要的微量元素。其所含的脂肪多为不饱和脂肪酸，有益于人体健康。据测定，相同重量的核桃的营养价值远高于鸡蛋和牛奶的营养价值。

☞ 营养优势

核桃具有丰富的营养价值和卓著的健脑功效，经常食用核桃可降低乳腺癌、糖尿病的患病风险，还可以黑须发。核桃中的核桃油具有降血压作用，其含有的高质量抗氧化剂，能有效地预防心脏疾病，经常食用对心脑血管系统大有好处。

☞ 营养吃法

巧剥核桃皮：先把核桃放在蒸屉内蒸上3～5分钟，取出即放入冷水中浸泡3分钟，捞出来用锤子在核桃四周轻轻敲打，破壳后就能取出完整的核桃仁。这是利用了热胀冷缩的原理。

☞ 选购储存

❶ **选购**：核桃以个大、圆整、壳薄白净、出仁率高、干燥、桃仁片大、含油量高者为佳。

❷ **储存**：将干燥的核桃装入保鲜袋中，密封好，然后放到冰箱冷藏室里。若常温下储存，应放在通风、阴凉、光线不直接照射的地方。

搭配宜忌

宜：核桃与薏米同煮做粥吃，能治尿频、遗精、大便溏泻、五更泻等病症；核桃与桂圆同食，可缓解神经衰弱、改善心脏功能。

忌：核桃与白酒同食易致血热，轻者燥咳，严重时会出鼻血；核桃与橘皮的性、味皆不相合，故不宜同食。

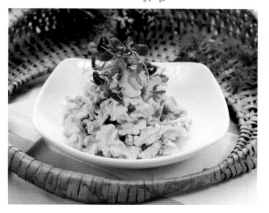

椒麻桃仁

🍚 **原料** 鲜核桃仁200克，嫩豆苗少许。

🍚 **调料** 葱叶20克，花椒10克，精盐、酱油、味精、鸡汤、香油各少许。

✂ **制作步骤**

❶ 将鲜核桃仁用沸水烫焖一下，取出，撕去皮衣；嫩豆苗洗净，沥水。

❷ 将花椒、葱叶剁碎，放小碗内，加上精盐拌匀成葱椒茸。

❸ 再加上酱油、味精、鸡汤拌匀，放入核桃仁拌匀，淋上香油，盛盘，撒上嫩豆苗即成。

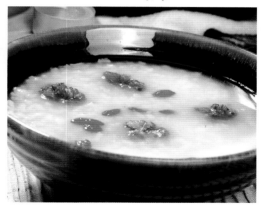

枸杞核桃粥

🍚 **原料** 枸杞子、核桃仁各20克，大米100克。

🍚 **调料** 冰糖适量。

✂ **制作步骤**

❶ 把枸杞子洗净，去杂质；核桃仁洗净；大米淘洗干净。

❷ 把大米、枸杞子、核桃仁放入锅内，加清水1000克。把锅置大火上烧沸，再用小火煮45分钟，加入冰糖，再稍煮2～3分钟即可。

蜜香核桃泥

🍚 **原料** 核桃仁100克，咸面包250克，山楂糕50克，葡萄干、蜜枣、青梅、瓜脯、梨脯、苹果脯各25克，鸡蛋黄5个。

🍚 **调料** 糖桂花1大匙，白糖、熟猪油各150克，植物油300克(约耗15克)。

✂ **制作步骤**

❶ 将咸面包去皮，用温水泡软，再捣碎，挤净水分；葡萄干、蜜枣、青梅、瓜脯、梨脯、苹果脯、山楂糕分别切成小丁，备用。

❷ 核桃仁用开水浸泡透，再去皮、沥干，下入热植物油锅中炸至呈金黄色，然后剁成碎末。

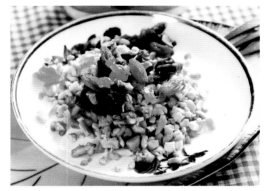

❸ 炒锅中加熟猪油烧热，下入核桃仁、面包及各式辅料、鸡蛋黄翻炒至干，再加入白糖炒至成团，撒入糖桂花拌匀，即可食用。

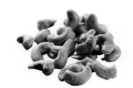

腰果 yaogou

腰果是世界四大干果之一，果实为肾形，原产热带美洲，主要生产国是巴西、印度，中国于50多年前引进种植。

别 名	中医食性	不适用者	适用者
鸡腰果、介寿果、肾果	性平、味甘	肝功能严重不良者、痰多者	一般人群均可

营养分析

腰果含有较高的热量，其热量来源主要是脂肪，其次是碳水化合物和蛋白质。此外，腰果富含大量淀粉、糖、油脂、钙、镁、钾、铁和维生素A、维生素B_1、维生素B_2、维生素B_6等营养成分。腰果中的脂肪成分主要是不饱和脂肪酸，并且腰果所含氨基酸的种类与谷物中氨基酸的种类互补。

营养优势

腰果含有丰富的油脂，可以润肠通便、润肤美容、延缓衰老。腰果中的某些维生素和微量元素成分有很好的软化血管的作用，对心脑血管大有益处。此外，还具有催乳、控制癌症病情的功效。经常食用腰果有强身健体、提高机体抗病能力、增进食欲、增加体重等作用。

选购储存

❶ **选购**：挑选外观呈完整月牙形，色白，饱满，气味香，油脂丰富，无蛀虫、斑点者为佳。

❷ **储存**：应存放于密封罐中，入冰箱冷藏保存，或者放在阴凉、通风处，避免阳光直射。

营养吃法

食用前最好将洗净的腰果浸泡5个小时。炸腰果的关键是掌握"火候"，要用温火炸。方法是锅热后放油，然后立即放入腰果，待腰果在油里起沫、颜色发黄后马上停火，最后在油中停置片刻捞出即可。

搭配宜忌

宜：腰果搭配牛奶，有利于营养物质的吸收。

忌：腰果含有多种过敏原，对于过敏体质的人来说，食用时可能会造成一定的过敏反应。

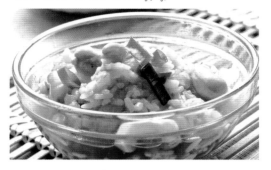

腊肉腰果饭

⬆ 原料 米饭250克，猪瘦肉100克，腰果50克。

⬆ 调料 精盐、味精、生抽、白糖、淀粉、植物油各适量。

✂ 制作步骤

❶ 将猪瘦肉洗净，切成粒，加入精盐、白糖和淀粉拌匀，腌制片刻，再下入热油锅中爆出香味；腰果洗净沥干，下入热油锅中炸香；米饭装入碗中，备用。

❷ 锅置火上，加油烧热，先加入少许清水及味精、精盐、白糖、生抽，用淀粉勾成芡汁，再放入腰果及猪瘦肉粒，翻拌均匀，然后趁热浇在米饭上即可。

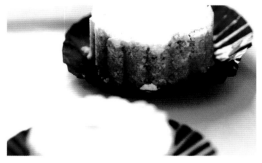

腰果酥

⬆ 原料 熟腰果150克。

⬆ 调料 糖粉100克。

✂ 制作步骤

❶ 将熟腰果压碎成蓉，加入50克糖粉、少许清水拌匀。

❷ 取圆形月饼模具，先倒入50克糖粉，再放入拌好的腰果蓉，磨平、压实。

❸ 将腰果蓉从模具中磕出，装盘即可。

腰果虾仁

⬆ 原料 虾仁300克，腰果100克，鸡蛋清1个。

⬆ 调料 葱末10克，姜末、蒜末各5克，精盐、料酒、香油各1小匙，酱油2小匙，白糖、米醋、水淀粉各1大匙，淀粉2大匙，鲜汤3大匙，植物油适量。

✂ 制作步骤

❶ 虾仁去沙线、洗净，加入少许精盐、蛋清、淀粉拌匀；腰果放入热油锅中炸至脆酥，捞出沥油。

❷ 将少许精盐、味精、酱油、白糖、米醋、料酒、香油、鲜汤、水淀粉调匀，制成味汁。

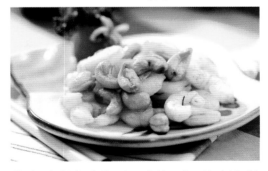

❸ 锅中留底油烧至五成热，先下入虾仁炒散，再放入葱末、姜末、蒜末炒出香味，然后烹入调好的味汁，大火炒至收汁，再放入腰果翻炒均匀，即可出锅装盘。

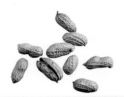

花生 huasheng

花生滋养补益，有助于延年益寿，所以又称"长生果"，并和黄豆一样被誉为"植物肉"、"素中之荤"。

别 名	中医食性	不适用者	适用者
番豆、落花生、落生、长生果	性平、味甘	患有皮肤病、疮肿者	一般人群均可

⑤ 营养分析

花生含有大量的蛋白质和脂肪，特别是不饱和脂肪酸的含量很高。此外，还含有碳水化合物、粗纤维、钙、磷、铁、胡萝卜素、维生素A、维生素E、维生素K等。其营养价值很高，可与鸡蛋、牛奶、肉类等一些动物性食品相媲美。

⑤ 营养优势

花生油中含有的亚油酸可降低胆固醇；花生含有的锌元素能促进儿童大脑发育、延缓人体衰老，其所含的钙元素可促进儿童骨骼发育，防止老年人骨质疏松；花生果实、花生油中的白藜芦醇可预防肿瘤、防治动脉粥样硬化、心脑血管疾病。

⑤ 营养吃法

由于花生（鲜）炒熟或油炸后，性质变得热燥，故不宜多食。在花生的众多吃法中，炖吃是最好的，这样不但可以避免主要营养素的破坏，而且使花生不温不火、口感潮润、入口好烂、易于消化，老少皆宜。

⑤ 选购储存

❶ **选购**：选购花生（鲜）时，应该选择色泽分布均匀一致、颗粒饱满、形态完整、大小均匀、肥厚而有光泽、无杂质。嗅其气味，品质好的花生（鲜）更有一种花生特有的气味。

❷ **储存**：花生（鲜）应在干燥、低温和密闭环境下保存。

搭配宜忌

宜：花生与红酒同食，有利于促进心脏血管畅通；花生连红衣一起与红枣搭配食用，可补虚止血。

忌：对于肠胃虚弱者，不宜将花生与黄瓜、螃蟹同食，否则会导致腹泻。

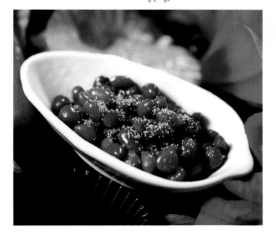

椒盐拌花生米

🍚 原料 花生米500克。

🍚 调料 精盐5小匙, 花椒粉1小匙, 植物油150克。

✂ 制作步骤

❶ 将花生米挑去杂质、泥沙, 装盘备用。

❷ 炒锅置火上, 加入植物油, 倒入花生米, 用小火边炸边翻拌, 炸至呈橙黄色时捞出, 控净油盛入盘中, 再撒上精盐、花椒粉拌匀即成。

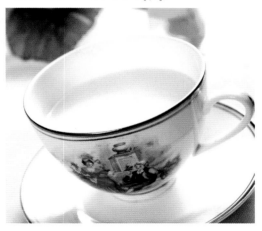

花生浆

🍚 原料 花生仁适量。

🍚 调料 白糖适量。

✂ 制作步骤

❶ 将花生仁均分成2份, 一份炒熟后冷却、去衣, 另一份烘干、去衣备用。

❷ 将两种花生仁混合均匀, 加入适量清水磨成浆, 再过滤去渣, 待用。

❸ 将花生浆液放入锅中, 加入白糖煮至溶化, 即可装碗食用。

异香花生

🍚 原料 花生仁500克, 白砂少许。

🍚 调料 精盐、味精、花椒粉、香辣粉、五香粉、咖喱粉各1/2小匙, 吉士粉1小匙, 白糖200克。

✂ 制作步骤

❶ 将花生仁用白砂炒熟, 再剥去外皮, 备用。

❷ 将香辣粉、花椒粉、五香粉、咖喱粉、吉士粉、精盐、味精放入碗内, 拌匀待用。

❸ 炒锅置中火上, 加入白糖和适量清水熬至糖液黏稠, 离火后倒入碗内, 再放入花生搅匀至糖液冷却即可。

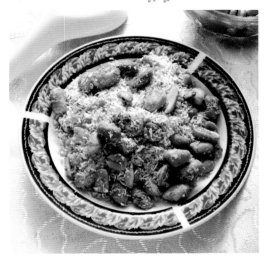

松子 songzi

松子既是重要的中药,也有很高的食疗价值,久食健身心、滋润皮肤、延年益寿。

别　名	中医食性	不适用者	适用者
松仁	性平、味甘	腹泻、胆功能严重不良者	一般人群均可

☞营养分析

松子的营养价值很高,松子仁中含有丰富的蛋白质、脂肪、碳水化合物、维生素E,以及钙、磷、铁等矿物质。松子中的脂肪成分主要为亚油酸、亚麻酸等不饱和脂肪酸。

☞营养吃法

可以与面粉一起做成小点心,具有增进食欲、健脾养胃的功效。

☞营养优势

松子仁中脂肪成分主要为不饱和脂肪酸,不但有软化血管和防治动脉粥样硬化的作用,还可以帮助排便、滋润皮肤,适合于皮肤干燥、用脑过度的人群食用。松子中含有丰富的锌,可防治痤疮,使皮肤变得细嫩,同时,对第二性征的发育也有重要作用。常食松子,具有强身健体、补肾益气、养血润肠、滋补健身、防癌抗癌的作用。

☞选购储存

❶选购:挑选时要选颗粒仁丰满、大而均匀、色泽光亮、干燥者。尽量避免采购那些口感较重的松子。

❷储存:存放时间长的松子会产生"油哈喇"味,最好放在密封的容器里,以防油脂氧化变质。

搭配宜忌

宜:松子、鸡肉配以植物油拌炒,能提高人体对维生素E的摄取。

忌:松子与氨茶碱一同食用,会降低氨茶碱的药效。

防癌抗癌食疗偏方 1

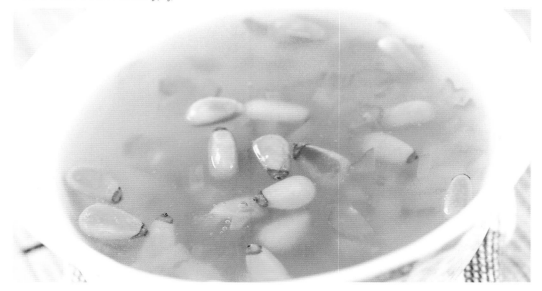

翡翠松子羹

🔹 **原料** 菜花600克，松子仁75克，芹菜末50克。

🔹 **调料** 精盐1/3小匙，白糖1/2大匙，水淀粉3大匙，高汤120克。

🎀 **制作步骤**

❶ 将松子仁洗净、沥干，放入锅中，用小火炒至金黄色，盛出晾凉。

❷ 菜花洗净，切成小块，放入榨汁机中，加入适量清水打碎取汁。

❸ 锅中加入高汤和菜花汁，用小火慢慢煮匀，再加入精盐、白糖调味，用水淀粉勾芡，然后撒入松子仁和芹菜末稍煮，即可出锅装碗。

松子鸭羹

🔹 **原料** 鸭腿肉丁150克，丝瓜40克，松子仁25克，枸杞子10克，鸡蛋清少许。

🔹 **调料** 精盐、味精、胡椒粉各少许，酱油1大匙，料酒2大匙，淀粉3大匙，鸡清汤、植物油各适量。

🎀 **制作步骤**

❶ 鸭腿肉丁放入碗中，加入鸡蛋清、少许精盐和淀粉拌匀，上浆；丝瓜去皮、去瓤，洗净，切成小粒。

❷ 锅中加油烧热，下入松子仁炸至浅黄色，捞出沥油，待油温升高，放入鸭肉丁滑散至

防癌抗癌食疗偏方 2

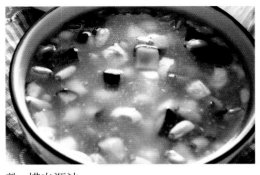

熟，捞出沥油。

❸ 净锅加入鸡清汤、料酒、鸭肉丁、丝瓜粒、精盐、酱油和味精烧沸，用水淀粉勾芡，加入枸杞子和胡椒粉推匀，撒上松子仁即成。

防癌抗癌食疗偏方 3

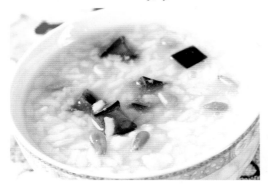

芦荟松子粥

🔺原料 大米150克, 松子仁60克, 芦荟15克。

🔺调料 无。

✂ 制作步骤

❶ 将芦荟洗净, 切成2厘米见方的块。

❷ 大米淘洗干净。

❸ 松子仁去除杂质, 洗净, 备用。

❹ 铝锅上火, 加入适量清水, 先放入芦荟块、大米、花生仁, 先用大火烧沸, 再转小火煮约35分钟, 即可出锅装碗。

防癌抗癌食疗偏方 4

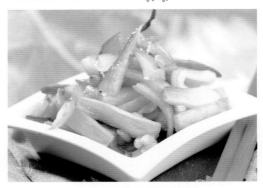

松仁拌油菜

🔺原料 嫩油菜300克, 松子仁50克。

🔺调料 精盐、味精、白糖、米醋、植物油各适量, 香油4小匙。

✂ 制作步骤

❶ 油菜去根、洗净, 切成小段, 放入加有少许精盐的沸水锅中焯熟, 捞出过凉, 沥去水分。

❷ 锅中加入植物油烧热, 下入松子仁用小火炒出香味, 捞出沥油。

❸ 将油菜段放入容器中, 加入米醋、味精、白糖、精盐拌匀至入味, 再撒入松子仁, 淋入香油拌匀, 装盘上桌即可。

松子牛肉饭

🔺原料 米饭500克, 牛肉200克, 黄豆芽300克, 松子仁20克, 洋葱末、熟芝麻末各10克, 辣椒丝、香菜末各少许。

🔺调料 蒜泥5克, 精盐、辣椒酱各适量, 白糖、料酒、香油各2小匙, 酱油1大匙。

✂ 制作步骤

❶ 牛肉洗净, 剁成碎块, 加入酱油、白糖、蒜泥、熟芝麻、洋葱末抓匀; 黄豆芽去根、洗净。

❷ 锅中加入香油烧热, 下入腌好的牛肉炒至变色, 再加入黄豆芽、松子仁略炒, 然后放入米饭炒匀, 再加入清水、酱油、料酒、精盐

防癌抗癌食疗偏方 5

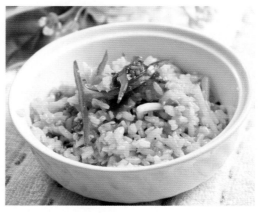

焖煮至熟, 出锅装盘, 最后撒上辣椒酱、辣椒丝、香菜末即可。

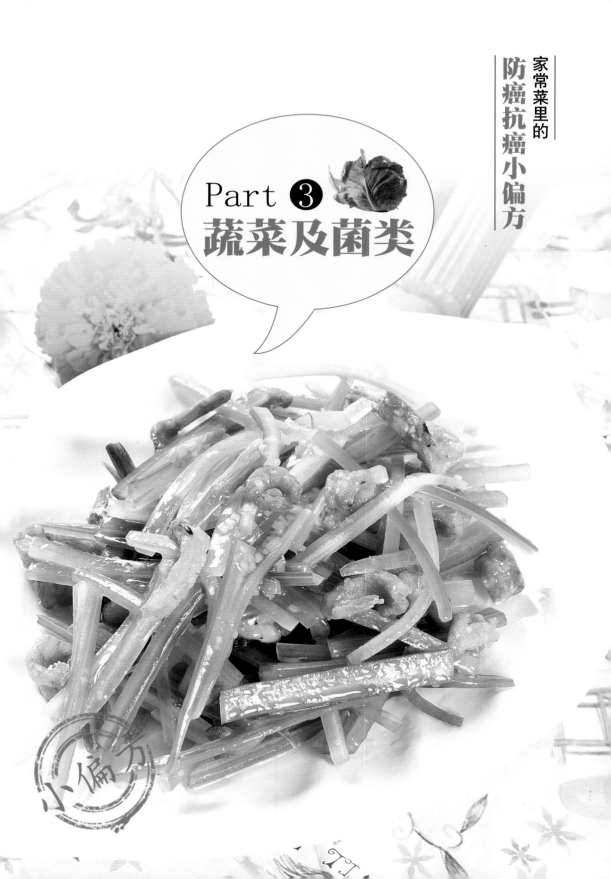

Part ③
蔬菜及菌类

小偏方

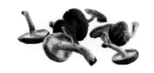

香菇 xianggu

香菇是一种生长在木材上的真菌类。味道鲜美,香气沁人,营养丰富,被称为天然防癌"保护伞"

别 名	中医食性	不适用者	适用者
香草、香信、香菌、冬菇	性平、味甘	脾胃寒湿气滞、皮肤瘙痒患者	一般人群均可

☞ 营养分析

香菇具有低脂肪、多糖、多种氨基酸和多种维生素的营养特点。香菇含有较高的植物蛋白质,丰富的维生素D原,但维生素C、维生素A的含量少。其香味成分主要是香菇酸分解生成的香菇精。

☞ 营养优势

香菇中含有一种抗癌成分——香菇多糖,可调节人体的免疫力,对癌细胞有强烈的抑制作用,可以起到防癌抗癌的作用。香菇还对糖尿病、肺结核、传染性肝炎、神经炎等有治疗作用,又可用于消化不良、便秘、减肥等。

☞ 营养吃法

浸泡香菇的时候,头朝上,有小叶片的一侧朝下,在浸泡过程中,小叶片中的杂质就可以沉淀到水中。一般泡2~5个小时后用手触摸,感觉完全软化即可,不宜长时间浸泡,以70℃左右的温热水为宜。

☞ 选购储存

❶ **选购**：以香味浓郁、菇面平滑、菇肉厚实、大小均匀、色泽黄褐或黑褐,菇面稍带白霜,菇褶紧实细白,菇柄短而粗壮,不碎、无发霉的为优。

❷ **储存**：必须避免在强光下储存香菇,同时也要避免用透光材料包装。香菇应放在干燥、低温、避光、密闭的环境中。发好的香菇要放在冰箱中冷藏。

搭配宜忌

宜：香菇与木瓜同食具有降压减脂的作用；香菇与豆腐同食,可以健脾养胃、增加食欲；香菇搭配毛豆,适于三高人群食用。

忌：香菇不宜与河蟹同食,同食会易引起结石症状；香菇与鹌鹑肉、鹌鹑蛋同食,面部易长斑。

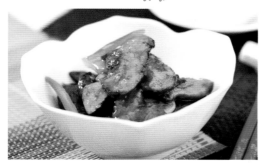

红烧香菇

🍲 **原料** 香菇500克，青椒块、胡萝卜片各30克。

🍲 **调料** 姜片、葱段、精盐、味精、白糖、花椒水、酱油、料酒、水淀粉、鸡汤、熟猪油各适量。

🎀 **制作步骤**

❶ 将香菇去蒂，洗净，片成两片。

❷ 锅中加入熟猪油烧至七成热，放入香菇片、青椒块、胡萝卜片略炸一下，倒入漏勺沥油。

❸ 锅中留底油烧热，放入葱段、姜片炒香，再加酱油、鸡汤、料酒、花椒水、味精、精盐、白糖调好口味，拣出葱段、姜片，放入香菇片，用水淀粉勾芡，淋入明油，即可出锅装盘。

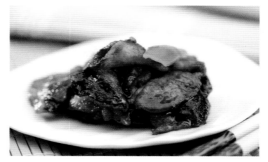

酱汁炒鲜香菇

🍲 **原料** 香菇500克，红椒、黄椒、青椒各半个。

🍲 **调料** 黄油、酱油各2小匙，植物油、白兰地各1小匙，味精1/4小匙。

🎀 **制作步骤**

❶ 香菇切成厚片；青、红、黄椒分别切成条。

❷ 炒锅烧热，加入植物油和黄油，等黄油熔化后，放入香菇片，用中火翻炒，待香菇稍微变软，加入酱油翻炒，然后把青、红、黄椒条放入，翻炒半分钟。

❸ 最后，淋上白兰地，放入味精，即可出锅。

香菇菜心

🍲 **原料** 油菜250克，香菇10朵。

🍲 **调料** 蒜末5克，精盐1/3小匙，味精少许，蚝油1小匙，水淀粉1/2大匙，植物油4小匙。

🎀 **制作步骤**

❶ 油菜择洗干净，一切两半；香菇用清水浸泡、涨发，洗去泥沙杂质，切成小朵。

❷ 锅置大火上，加入适量清水烧沸，分别放入油菜和香菇焯烫一下，捞出沥水。

❸ 锅置火上，加入植物油烧至六成热，先下入蒜末爆香，下入香菇，上放油菜。

❹ 然后加入精盐、味精，小火扒烧至入味，用

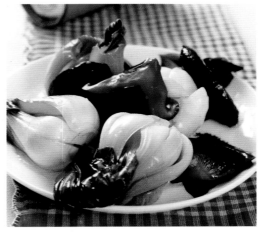

水淀粉勾芡，淋入蚝油推匀，出锅盛盘即成。

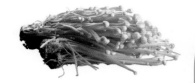

金针菇　jinzhengu

因其菌柄细长，似金针菜，故称金针菇，是一种木材腐生菌，具有很高的药用食疗作用。

别　名	中医食性	不适用者	适用者
金菇、金钱菇	性寒，味甘、咸	脾胃虚寒者	一般人群均可

☞ 营养分析

金针菇含有人体必需氨基酸种类较全，其中赖氨酸和精氨酸含量尤其丰富，且含锌量比较高。此外，鲜金针菇富含多种维生素和矿物质，以及植物血凝素、多糖、牛磺酸、香菇嘌呤、麦冬甾醇、细胞溶解毒素、冬菇细胞毒素等物质。

☞ 营养优势

金针菇含锌量比较高，有促进儿童智力发育和健脑的作用，人称"增智菇"。所含的朴菇素和活性多糖，对癌细胞有抑制作用。常食可降低血压和血中胆固醇、防治心脑血管疾病、延缓衰老，还能利肝脏、益肠胃。

☞ 选购储存

❶ **选购**：新鲜的金针菇菇体洁白如玉、菌柄挺直、均匀整齐、无褐根，基部少粘连为佳。

❷ **储存**：用保鲜袋装好，存放在冰箱的冷藏层，可保存三四天。切记不可提前清洗，应现吃现洗。

☞ 营养吃法

食用时可将鲜品水分挤开，放入沸水锅内汆一下捞起，避免过度烹煮。凉拌或涮火锅都是较好的吃法，也可以炒、烩、熘、烧、炖、煮、蒸、做汤食用。

搭配宜忌

宜：金针菇与豆腐同食，对营养不良、高血脂、高血压、癌症患者有益。

忌：金针菇搭配牛奶，可引发心绞痛；金针菇与驴肉同食，易导致腹痛、腹泻。

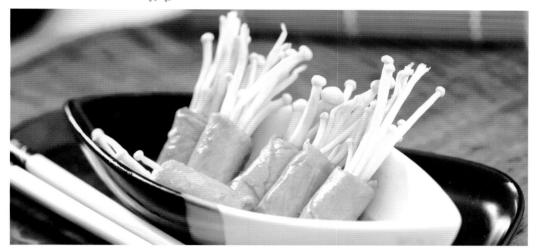

金针菇牛肉卷

⚋原料 金针菇100克、牛肉片300克。

⚋调料 香葱末、姜丝、蒜末、青花椒、干辣椒各45克,酱油1/3小匙,料酒、郫县豆瓣、植物油各2大匙,味精2小匙,胡椒粉1小匙。

✖ 制作步骤

❶ 金针菇去根,洗净,放入加了精盐的沸水锅中焯透,捞出沥水。

❷ 牛肉片入沸水锅中氽去血水,捞出沥水。

❸ 炒锅烧至六成热,倒入适量油,加青花椒炒出香味后放入干辣椒炒香,倒入郫县豆瓣酱炒出红油,煸香葱末、姜丝和蒜末,淋入适量料酒、酱油和清水烧开,关火。

❹ 将锅中的汤汁滗入净锅中,重新放在火上,大火煮开后转小火熬煮,放入焯好的金针菇和牛肉片略煮,撒上胡椒粉和香葱末,关火即可。

豆苗蘑菇汤

⚋原料 豆苗、金针菇各100克,口蘑50克。

⚋调料 姜片、精盐、味精、香油各适量。

✖ 制作步骤

❶ 将豆苗、金针菇、口蘑分别洗涤整理干净,备用。

❷ 锅中加入适量清水,先放入姜片略煮,再放入口蘑烧开,然后放入金针菇、豆苗,加入精盐、味精,待再沸后熄火,淋入香油推匀,即可出锅装碗。

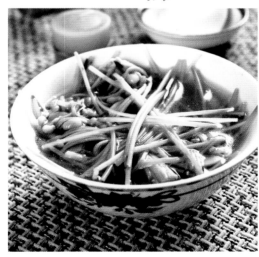

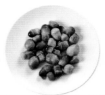

草菇 caogu

草菇因常常生长在潮湿腐烂的稻草中而得名,主要分布于华南地区。草菇营养丰富,味道鲜美。

别 名	中医食性	不适用者	适用者
苞脚菇、兰花菇	性寒,味甘、微咸	脾胃虚寒者	一般人群均可

⊙ 营养分析

草菇营养丰富,味道鲜美,含有糖分、脂肪、多种维生素及矿物质,其蛋白质含量比一般的蔬菜高好几倍,且含18种氨基酸,其中必需氨基酸约占45%,是很好的蛋白质来源,有"素中之荤"的美名。

⊙ 营养吃法

草菇适于做汤或素炒,无论鲜品还是干品,都不宜浸泡时间过长。草菇可炒、熘、烩、烧、酿、蒸等,也可做汤。

⊙ 营养优势

草菇还含有一种异种蛋白物质,具有抑制癌细胞生长的作用,特别是对消化道肿瘤有辅助治疗作用。此外,草菇能够减慢人体对碳水化合物的吸收,是糖尿病患者的良好食品。草菇还能消食祛热、补脾益气、清暑热、滋阴壮阳、增加乳汁、防止坏血病、促进创伤愈合、护肝健胃、增强人体免疫力,是优良的食药兼用型的营养保健食品。

⊙ 选购储存

❶ **选购:** 应选择新鲜幼嫩、螺旋形、硬质、菇体完整、不开伞、不松身,无霉烂、损伤的草菇。

❷ **储存:** 新鲜草菇不宜直接放入冰箱保存。新鲜草菇在14℃~16℃时,可保存1~2天。

搭配宜忌

宜:草菇与冬瓜同食,可增强人体免疫力,降低胆固醇含量,预防动脉粥样硬化。

忌:对菌类食品过敏者应谨慎食用。

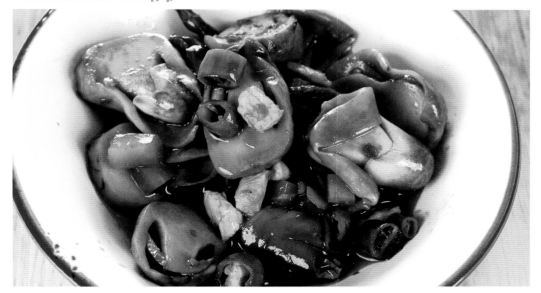

干烧草菇

⛰ **原料** 草菇400克，猪肉丁、火腿丁、冬笋丁各50克。

⛰ **调料** 酱油、味精、料酒各1小匙，白糖1/2小匙，豆瓣酱50克，鲜汤300克，植物油75克。

✂ **制作步骤**

❶ 将草菇去蒂、洗净，下入沸水中焯烫一下，捞出，沥干备用。

❷ 坐锅点火，加油烧热，先放入猪肉丁、火腿丁、冬笋丁炒出香味，再下入豆瓣酱炒成红色，烹入料酒，然后添入鲜汤，放入草菇、酱油、白糖、味精烧至入味，即可出锅装盘。

油焖冬瓜脯

⛰ **原料** 冬瓜300克，草菇、香菇、青菜各100克。

⛰ **调料** 精盐、白糖、蚝油各1/2小匙，水淀粉1大匙，香油2小匙，植物油2大匙。

✂ **制作步骤**

❶ 将草菇、香菇分别去蒂、洗净，放入沸水锅中焯烫1分钟，捞出沥水。

❷ 冬瓜去皮、洗净，切成长方片；青菜择洗干净，与冬瓜片分别入锅焯烫一下，捞出沥水。

❸ 锅中加油烧热，放入草菇、香菇、冬瓜片炒匀，加入蚝油、白糖和少许清水焖至入味，

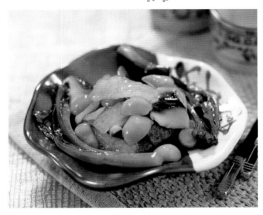

用水淀粉勾芡，淋香油，出锅装盘，用青菜围边即可。

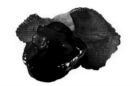

黑木耳 heimu'er

黑木耳是一种胶质食用菌和药用菌，质地柔软，味道鲜美，营养丰富，是我国著名的特产。

别名	中医食性	不适用者	适用者
木耳、光木耳	性平、味甘、有小毒	出血性疾病、腹泻患者	一般人群均可

⑥ 营养分析

黑木耳中富含蛋白质、脂肪、碳水化合物、热量、粗纤维、灰分、钙、磷、铁、胡萝卜素、硫胺素、核黄素、烟碱酸等多种微量元素。

⑥ 营养优势

黑木耳中所含有的特异性酸性多糖具有修复胰岛B细胞和确切的降血糖功能。此外，木耳还具有益气补饥、润肺补脑、减轻动脉硬化、延缓衰老等功效。值得一提的是，黑木耳还具有一定的抗癌和治疗心血管疾病的功效。

⑥ 选购储存

❶ **选购**：宜选择表面黑而光润，背面呈灰色，朵型小而碎，耳瓣卷而粗厚或有僵块，嘴尝无异味者。

❷ **储存**：保存干黑木耳要注意防潮，可用塑胶袋装好，冷藏保存，也可用布袋或纸袋装好，放阴凉、通风、干燥处即可。

⑥ 营养吃法

食用鲜木耳易导致中毒。食用干木耳前要用水浸泡，这会将剩余的毒素溶于水，但要注意的是，浸泡干木耳时最好换2~3遍水，才能最大限度地除掉有害物质，使干木耳最终无毒。

搭配宜忌

宜：黑木耳与芦荟同食，对糖尿病有显著的治疗作用；黑木耳与大蒜同食，可养生保健。

忌：黑木耳与田螺同食会引起中毒；痔疮患者木耳与野鸡不宜同食，二者同食易诱发痔疮出血；木耳不宜与野鸭同食，同时易消化不良。

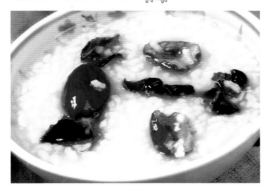

木耳大枣粥

🔺原料 黑木耳5克,大枣5枚,大米100克。

🔺调料 冰糖汁2大匙。

🎀 制作步骤

❶ 将黑木耳放入温水中泡发,择去蒂及杂质,撕成瓣状,放入锅内;将大米淘洗干净,放入锅内;大枣洗净,放入锅内。锅内加水适量。

❷ 将锅置大火上烧开,移小火上炖熬,待黑木耳软烂,大米成粥后,加入冰糖汁即成。

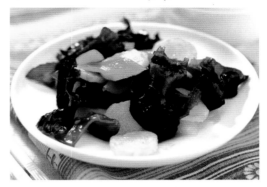

淮山药木耳片

🔺原料 水发木耳100克,淮山药60克,青、红椒片各少许。

🔺调料 蒜片10克,精盐、鸡精、胡椒粉各1/2小匙,蚝油、淀粉、高汤、植物油各适量。

🎀 制作步骤

❶ 将山药去皮,洗净,切成片,蘸上一层干淀粉,放入热油中炸至金黄色,捞出沥油。

❷ 锅中加油烧至三成热,下入蒜片炒香,再放入青、红椒片略炒一下,然后放入木耳,加入高汤、蚝油、精盐、鸡精、胡椒粉调味,再放入炸好的山药片翻炒均匀,即可出锅装盘。

木耳炒扇贝

🔺原料 水发木耳、油菜各30克,净扇贝肉500克,青、红椒片各20克。

🔺调料 葱段、姜片各5克,精盐、白糖、水淀粉各1小匙,酱油、香油各1/2小匙,植物油2大匙。

🎀 制作步骤

❶ 油菜洗净,放入加有少许精盐的沸水中焯烫一下,捞出,摆入盘中;木耳洗净,切成小朵。

❷ 锅中加油烧热,放入葱段、姜片、青椒片、红椒片炒香,再放入扇贝肉略炒。

❸ 然后加入精盐、白糖、酱油,放入木耳炒

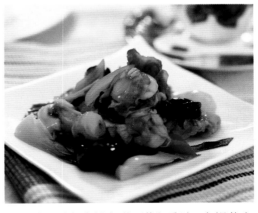

至入味,用水淀粉勾芡,淋入香油,出锅装入菜盘中即成。

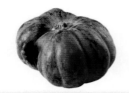

南 瓜 **nangua**

老南瓜可作饲料或杂粮，所以有很多地方又称为饭瓜。在西方南瓜常用来做成南瓜派，即南瓜甜饼。南瓜瓜子可以做零食。

别 名	中医食性	不适用者	适用者
番瓜、倭瓜、金瓜	性温、味甘	患有脚气、黄疸、气滞湿阻病者	一般人群均可

G 营养分析

南瓜含有纤维素、蛋白质、淀粉、胡萝卜素、维生素A、维生素B_1、维生素B_2、维生素C、钾、磷、钙、铁、锌、硒、铬等多种维生素和矿物质。此外，南瓜还含有多种氨基酸、天门冬素、多缩戊糖、腺嘌呤等。

G 营养优势

南瓜具有补中益气的功能，可以增强机体的免疫力，改善秋燥症状。南瓜含有的甘露醇，可以通便，清除人体内的毒素，防止结肠癌的发生。南瓜的甜味主要来自果糖，因此不会使人血糖升高。

G 选购储存

❶ **选购**：选购南瓜时，用指甲掐瓜皮而不留指痕，即已成熟。表面有白霜的南瓜又面又甜。

❷ **储存**：切开后最好将其内部挖空，然后用保鲜膜贴上，放入冰箱冷藏，可保鲜3～5天。

G 营养吃法

南瓜的皮含有丰富的胡萝卜素和维生素，所以最好连皮一起食用，如果皮较硬，就用刀将硬的部分削去再食用。

南瓜宜煮食，不宜炒食，更不宜与番茄、辣椒等富含维生素C的食物同炒。

搭配宜忌

宜：南瓜与牛肉搭配食用，具有补脾益气、解毒止痛的疗效，可用于防治糖尿病、动脉硬化、胃及十二指肠溃疡等症。

忌：南瓜和油菜、辣椒等含维生素C含量丰富的食品搭配吃，会破坏维生素C；南瓜与虾、鲤鱼同食，会引起中毒症状。

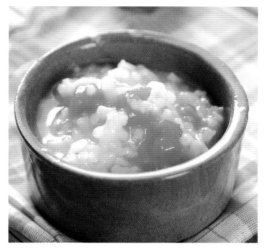

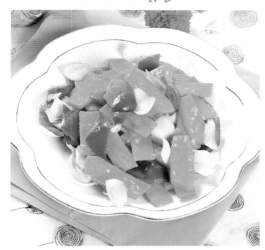

南瓜粥

🔺原料 南瓜250克，大米100克。

🔺调料 红糖4小匙。

✄ 制作步骤

❶ 将南瓜洗净，带皮切成小块。

❷ 大米淘洗干净，备用。

❸ 将大米、南瓜一起入锅，加适量清水，用大火煮沸，再改用小火煮熟，然后加入红糖搅匀即成。

南瓜炒百合

🔺原料 老南瓜600克，鲜百合100克。

🔺调料 白糖适量。

✄ 制作步骤

❶ 将老南瓜去皮、去瓤、洗净，切成薄片，皮的方向朝下放入碗中。

❷ 鲜百合洗净，放入南瓜碗中，加入白糖，入笼蒸熟，备用。

❸ 将碗内的南瓜翻扣入盘中即可。

冰镇南瓜西米露

🔺原料 西米50克，南瓜、牛奶各100克，桂花20克。

🔺调料 冰糖4小匙。

✄ 制作步骤

❶ 将西米用清水浸泡好，备用。

❷ 将南瓜去皮、洗净，切成小粒，待用。

❸ 锅置火上，加入适量清水烧沸，再放入冰糖、南瓜煮熟，倒入容器中，备用。

❹ 将西米放入锅中，加入清水煮至透明，捞入南瓜中，再加入牛奶、桂花搅匀，放入冰箱中冷却即可。

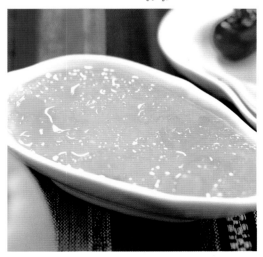

防癌抗癌食疗偏方 4

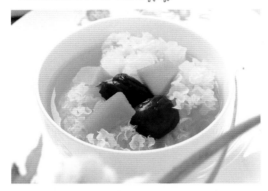

大枣南瓜银耳糖水

⛰ 原料 南瓜200克，干银耳100克，红枣20克。

⛰ 调料 冰糖适量。

✂ 制作步骤

❶ 将南瓜削去外皮，去除瓜瓤，用清水洗净，切成大块；将银耳用清水浸泡至涨发，捞出去蒂，再换水洗净，撕成小朵；大枣洗净、去核。

❷ 坐锅点火，加入适量清水，先下入南瓜块、银耳、红枣，用大火烧沸，再撇去浮沫，转小火煮约40分钟，然后加入冰糖煮至完全溶化，即可出锅装碗。

防癌抗癌食疗偏方 5

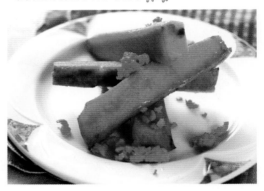

蛋黄南瓜

⛰ 原料 熟蛋黄80克，南瓜150克。

⛰ 调料 精盐、味精各1小匙，淀粉1大匙。

✂ 制作步骤

❶ 将熟蛋黄用漏丝刮出蛋黄蓉，备用。

❷ 将南瓜去皮、洗净，切成条，用少许精盐腌渍2分钟，再拍上淀粉，下入五成热的油锅中炸熟，捞出待用。

❸ 锅中留底油，放入蛋黄蓉快速翻炒，再加入精盐、味精，然后放入炸好的南瓜炒匀，出锅装盘即可。

南瓜牛肉汤

⛰ 原料 牛肉300克，南瓜200克。

⛰ 调料 葱末、姜末各15克，精盐、胡椒粉各2小匙，牛肉汤500克。

✂ 制作步骤

❶ 将南瓜去皮及瓤，洗净，切成3厘米大小的块；牛肉剔去筋膜，洗净，切成2厘米见方的块，再放入清水锅中烧沸，焯烫一下，捞出沥干。

❷ 净锅置火上，加入牛肉汤，放入牛肉块，用大火烧沸，再放入南瓜块、葱末、姜末同煮。

❸ 待牛肉块熟透、南瓜软烂时，加入胡椒粉、精盐调味，即可出锅装碗。

防癌抗癌食疗偏方 6

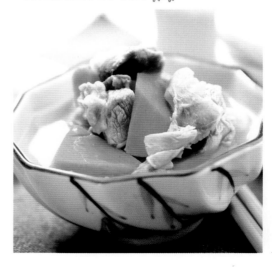

防癌抗癌食疗偏方 7

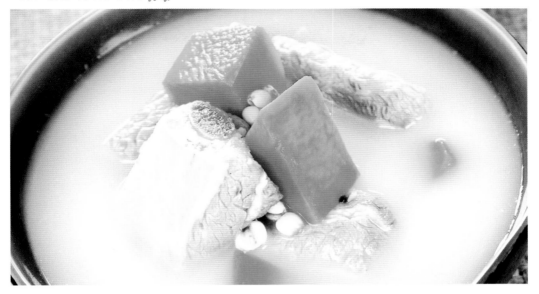

排骨煲南瓜

🔺 原料 猪排骨300克，南瓜200克，薏米50克。

🔺 调料 姜片10克，精盐1/2小匙，料酒1大匙，胡椒粉1/3小匙，猪骨汤1000克。

✄ 制作步骤

❶ 将薏米洗净，用清水浸泡1小时；南瓜去皮、洗净，切成长条；猪排骨洗净，剁成长段，放入沸水中焯去血水，捞出沥干。

❷ 坐锅点火，加入猪骨汤，先放入姜片、料酒、排骨，用大火烧开后转小火慢煲50分钟，再放入薏米、南瓜续煮40分钟，然后加入精盐、胡椒粉调好口味，即可出锅装碗。

南瓜炒芦笋

防癌抗癌食疗偏方 8

🔺 原料 南瓜、芦笋各200克。

🔺 调料 蒜片10克，精盐、味精各1/2小匙，料酒1小匙，香油1/3小匙，水淀粉、植物油各1大匙。

✄ 制作步骤

❶ 将南瓜洗净，去皮及瓤，切成宽条；芦笋去皮、洗净，斜刀切段；分别放入沸水中焯透，捞出，沥干备用。

❷ 坐锅点火，加油烧至五成热，先下入蒜片炒香，再放入南瓜、芦笋略炒，然后烹入料酒，加入精盐、味精翻炒均匀，再用水淀粉勾芡，淋入香油，即可出锅装盘。

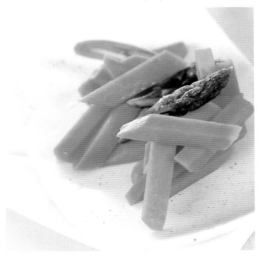

番茄 fanqie

番茄是全世界栽培最为普遍的果菜之一，经常食用可起到防癌和辅助治疗癌症的作用。

别 名	中医食性	不适用者	适用者
西红柿、西番茄	性微寒，味酸、甘	急性细菌性痢疾、急性肠胃炎患者	一般人群均可

营养分析

番茄富含维生素A、维生素C、维生素B_1、维生素B_2、胡萝卜素和钙、磷、钾、镁、铁、锌、铜、碘等多种维生素及矿物质，还含有蛋白质、糖类、有机酸、纤维素等。

营养优势

番茄中有一种特殊成分——番茄红素，具有防癌抗癌的功效，番茄还具有降脂降压、治疗牙龈出血、增强人体抵抗力、防暑退烧、促进伤口愈合、祛斑美白、抗衰老等功效。番茄汁还对消除狐臭有一定作用。

营养吃法

番茄营养丰富，风味独特，可以生食、煮食或加工制成番茄酱、番茄汁等。番茄由于受到有机酸及维生素P的保护，因此不必担心煮熟加热的过程中会流失营养素。吃生的番茄能补充维生素C，吃煮熟的能补充抗氧化剂。

选购储存

❶ **选购**：一般以果形周正，无裂口、无虫咬，成熟适度，酸甜适口，肉肥厚者为佳。挑选番茄时，不要挑选有棱角的，也不要挑选分量很轻的。催熟的番茄通体全红，手感很硬，长期食用对人体有害。

❷ **储存**：番茄洗净，装入保鲜袋，放入冰箱中储存。一般0℃~4℃的温度最为适宜。

搭配宜忌

宜：把番茄和酸奶搭配在一起榨出的番茄酸奶汁，是体内铁元素的良好来源，有很好的补血效果。

忌：番茄含有大量的维生素C，而黄瓜中含有较多的维生素C分解酶，同吃会使番茄中的维生素C被破坏掉。

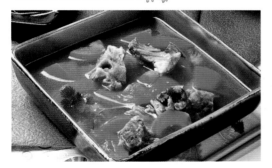

番茄炖牛腩

🔺 原料 净番茄300克, 净牛腩肉250克。

🔺 调料 葱段20克, 姜片、香叶各5克, 香菜末10克, 精盐、味精、鸡精、香油各少许。

✄ 制作步骤

❶ 番茄切小块; 牛腩肉切成块, 加入少许精盐和料酒调拌均匀, 放入沸水锅中焯烫, 捞出冲净。

❷ 锅中加油烧热, 下入葱段、姜片和香叶煸炒香, 然后倒入适量清水烧沸, 再放入牛腩块, 盖上盖, 转小火炖约1小时。

❸ 然后放入番茄块续炖10分钟, 加入精盐、味精、鸡精调味, 淋上香油, 撒上香菜末即可。

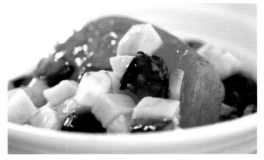

八福番茄

🔺 原料 番茄200克, 鸡肉丁、水发海参丁、火腿丁、冬笋丁、香菇丁、虾仁丁、黄瓜丁各25克, 鸡蛋1个。

🔺 调料 水淀粉、精盐、料酒、香油、味精各1/2小匙, 植物油3大匙, 葱、姜各少许。

✄ 制作步骤

❶ 番茄用清水洗净, 切块; 鸡蛋打入锅中炒散, 盛出备用。

❷ 热油锅内加入原料丁、番茄块炒熟, 再加入鸡蛋、精盐、味精、料酒调味, 最后淋入香油即可。

香酥番茄

🔺 原料 番茄500克, 鸡蛋2个, 面粉适量。

🔺 调料 香菜段10克, 白糖1/2大匙, 米醋1小匙, 精盐4/5小匙, 味精1/4小匙, 葱、姜丝共1小匙, 水淀粉2小匙, 植物油75克。

✄ 制作步骤

❶ 鸡蛋打入碗中搅匀; 番茄洗净, 去蒂, 然后切片, 每片上撒少许精盐、味精调味, 两面拍匀面粉, 蘸鸡蛋液, 下入热油中, 将两面均煎成金黄色, 捞出沥油。

❷ 炒锅上火烧热, 加适量底油, 用葱、姜丝炝锅, 烹米醋、添汤, 加精盐、白糖、味精, 放

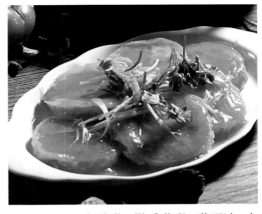

入番茄煨透, 勾薄芡, 撒香菜段, 淋明油, 出锅装盘即可。

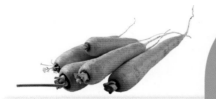

胡萝卜 huluobo

胡萝卜供食用的部分是肥嫩的肉质直根，含有多种维生素及多种矿物质，素有"小人参"之称。

别　名	中医食性	不适用者	适用者
黄萝卜、金笋	性平、味甘	脾胃虚寒者	一般人群均可

G 营养分析

胡萝卜富含糖类、脂肪、挥发油、胡萝卜素、维生素A、维生素B_1、维生素B_2、维生素C、花青素、钙、铁等营养成分，另含果胶、淀粉、无机盐和多种氨基酸。

G 营养优势

食用胡萝卜能增强人体的免疫力，有抗癌作用，并可减轻癌症患者的化疗反应。胡萝卜内含琥珀酸钾，有助于防止血管硬化，降低胆固醇，对防治高血压有一定的效果。胡萝卜还具有一定的强心、抗炎、抗过敏和增强视力的作用，是癌症及糖尿病患者的良好食品。

G 营养吃法

用胡萝卜做菜时，一定要多放一些油，最好同肉类一起烧，才能达到最佳的食用效果。

烹制胡萝卜和白萝卜时加少量醋，就可以保护维生素C不被破坏。

G 选购储存

❶ **选购**：以质细味甜、脆嫩多汁、表皮光滑、形状整齐、心柱小、肉厚、不糠、无裂口和无病虫伤害的为佳。

❷ **储存**：将洗净的胡萝卜放入微波炉中加热，放凉后密封保存，冷藏可保鲜5天，冷冻保鲜时间更久，这种储存方式可以有效地保留住胡萝卜中的营养成分。

搭配宜忌

宜：胡萝卜与猪肝同食，有补血、明目的功效，可治疗夜盲症。

忌：胡萝卜和白萝卜、山楂等富含维生素C的食物一起食用，会使其营养价值大打折扣；人参与胡萝卜同食可能会引起腹胀、腹痛，同时也不利于营养成分的吸收。

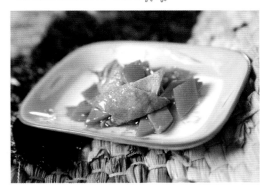

素炒胡萝卜

🔺 原料 胡萝卜300克，豆腐干100克。

🔺 调料 植物油25克，酱油、白糖各1小匙，鸡精1/5小匙，精盐2/5小匙。

✄ 制作步骤

❶ 胡萝卜去头、去尾，洗净，切成薄片。

❷ 豆腐干切成片。

❸ 炒锅置大火上烧热，倒入植物油，待锅中植物油升温至六成热时，放入豆腐干煸炒几下，再放胡萝卜片，炒至胡萝卜片将熟时，放入酱油、精盐、白糖、鸡精，炒至胡萝卜成熟，出锅装盘。

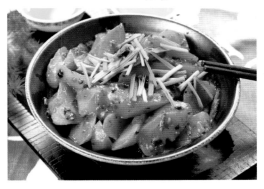

回锅胡萝卜

🔺 原料 胡萝卜400克，蒜苗25克。

🔺 调料 盐1小匙，精盐少许，鲜汤100克，豆豉、豆瓣各1大匙，植物油2大匙。

✄ 制作步骤

❶ 胡萝卜去根、去皮，洗净，切成滚刀块，放入蒸锅内，大火蒸至熟，取出。

❷ 把郫县豆瓣剁细；豆豉压成细蓉；蒜苗去根，洗净，切成小段。

❸ 净锅置火上，放入植物油烧至六成热，加入豆瓣、豆豉炒至酥香，倒入胡萝卜块炒匀，加入鲜汤，放入蒜苗段、精盐调匀即可。

香辣胡萝卜条

🔺 原料 胡萝卜200克，青红椒20克。

🔺 调料 蒜蓉、干椒各10克，精盐1小匙，味精1/2小匙，淀粉1大匙，植物油适量。

✄ 制作步骤

❶ 青红椒洗净，切丝；干椒切段。

❷ 将胡萝卜去皮，洗净，切成小条，放入沸水中焯烫一下，捞出沥干，拍上淀粉。下入热油中略炸，捞出沥油。

❸ 锅中留底油烧热，下蒜蓉、青、红椒条、干椒段炒香，再放入胡萝卜略炒，然后加入精盐、味精调味，即可出锅装盘。

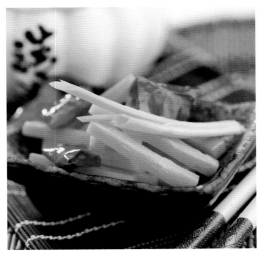

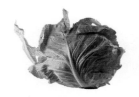

卷心菜 juanxincai

卷心菜起源于地中海沿岸，16世纪开始传入中国。具有耐寒、抗病、适应性强、易贮耐运、产量高、品质好等特点。

别 名	中医食性	不适用者	适用者
圆白菜、结球甘蓝、洋白菜	味苦、性平	脾胃虚寒、消化不良者	一般人群均可

ⓒ 营养分析

卷心菜营养丰富，含有蛋白质、脂肪、膳食纤维、碳水化合物、胡萝卜素、硫胺素、核黄素、维生素C、维生素E等，其中以维生素A最多，并含有少量维生素K_1，以及多种矿物质及氯、碘等成分。

ⓒ 营养吃法

炒菜时，火力要大，待油温升高后再放入蔬菜，迅速成菜，这样维生素C的损失最少。

ⓒ 营养优势

常食用卷心菜能益心肾、健脾胃，对轻微溃疡或十二指肠溃疡有止痛、促进愈合的作用，对血糖、血脂有调节作用，是糖尿病和肥胖患者的理想食物。在抗癌蔬菜中，卷心菜排在第五位，常食能提高人体免疫力，预防感冒，提高癌症患者的生活质量。

ⓒ 选购储存

❶ **选购：** 以质地脆嫩、色泽黄白或青白、层次间较紧密、叶片有光泽的为佳。

❷ **储存：** 卷心菜富含维生素C，如果存放时间较长，维生素C会被大量破坏，所以最好现吃现买。若食用不完，可放入冰箱冷藏，这样可减少维生素C的流失。

搭配宜忌

宜：卷心菜搭配木耳、海米食用，具有补肾填精、健脑壮骨、防病抗病的功效。

忌：卷心菜与黄瓜搭配食用，会降低人体对维生素C的吸收；卷心菜与蜂蜜搭配食用，易导致腹泻、腹痛。

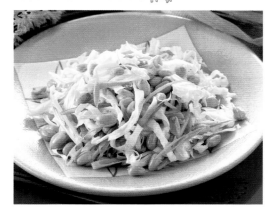

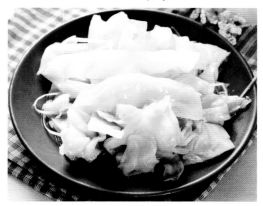

花生仁拌卷心菜

🔺原料 卷心菜300克, 蒜味花生仁30克, 蒜苗40克。

🔺调料 葱段15克, 精盐1小匙, 香油1大匙, 辣豆瓣芝麻汁适量。

🎀 制作步骤

❶ 将卷心菜、葱段和蒜苗洗净, 切成丝, 放入大碗中, 加入精盐、香油调拌均匀, 再放入冰箱腌渍2小时。

❷ 食用时, 取出卷心菜, 加入蒜味花生仁, 用辣豆瓣芝麻汁略拌一下, 即可装盘上桌。

素炒卷心菜

🔺原料 嫩卷心菜400克。

🔺调料 葱丝10克, 姜丝5克, 精盐1/2小匙, 味精少许, 酱油2小匙, 植物油2大匙。

🎀 制作步骤

❶ 卷心菜去根, 洗净, 顺长切成1厘米宽的条, 再切成4厘米长的段。

❷ 锅中加入植物油烧热, 先下入葱丝、姜丝炒香, 再放入卷心菜略炒。

❸ 然后加入精盐、酱油翻炒至断生, 加入味精调味, 即可出锅装盘。

火腿炒卷心菜

🔺原料 卷心菜300克, 火腿100克。

🔺调料 葱丝5克, 姜丝3克, 花椒10克, 精盐、料酒各1小匙, 味精少许, 香油1/2小匙, 植物油2大匙。

🎀 制作步骤

❶ 将卷心菜择洗干净, 切成菱形片; 火腿切成薄片, 备用。

❷ 坐锅点火, 加油烧至五成热, 先放入花椒, 炸香后捞出, 再放入火腿片略炒, 然后加入葱丝、姜丝, 烹入料酒, 再放入卷心菜, 加入精盐炒至断生, 最后加入味精, 淋入香油,

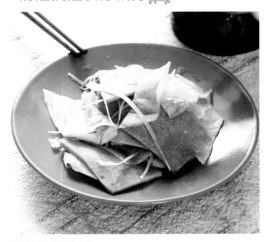

翻炒均匀即可。

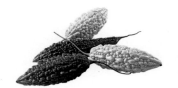

苦瓜 kugua

苦瓜虽苦, 但当它与其他菜放在一起炒时不会影响其他食材自身的味道, 因此, 雅号"君子菜"。

别　名	中医食性	不适用者	适用者
凉瓜、癞瓜	性寒、味苦	脾胃虚寒者	一般人群均可

☞营养分析

苦瓜有着很高的营养价值, 其可食部分含有粗蛋白、脂肪、糖、粗纤维、钙、磷、铁、胡萝卜素、B族维生素等, 其维生素C含量很高, 为瓜类蔬菜之首。此外, 苦瓜还含有具有防癌抗癌作用的苦瓜皂素等。

☞营养优势

苦瓜富含多种营养成分, 苦瓜中所含有的苦瓜素, 有非常明显的防癌抗癌作用。苦瓜蛋白质成分及大量维生素C能提高机体的免疫力, 使免疫细胞具有杀灭癌细胞的作用, 阻止肿瘤生长。

☞营养吃法

将苦瓜去瓤洗净, 切成丝, 放入冷水中浸泡半小时, 捞出用手挤掉苦水, 再用冷水漂洗两次, 基本上除去了苦味; 烹饪前在开水中焯一下, 可以去除涩味。

☞选购储存

❶**选购**：选购苦瓜时, 要观其色, 其中颜色碧绿的最好, 外表呈青色的太嫩, 呈黄色的已老。

❷**储存**：用保鲜袋装好, 封好口, 放入冰箱冷藏即可。但是还应尽快食用, 因为苦瓜只能短期保存。

搭配宜忌

宜：苦瓜与茄子搭配是心脑血管患者的理想菜肴。

忌：苦瓜与猪排骨、牛奶搭配食用, 会形成草酸钙, 阻碍钙的吸收; 苦瓜与沙丁鱼同食, 会诱发荨麻疹。

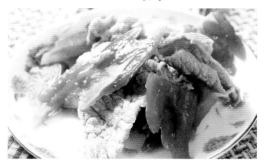

苦瓜炒牛肉

🔺原料 苦瓜片350克，牛肉片150克，红椒丝100克。

🔺调料 姜丝、蒜末、料酒、水淀粉、香油各适量，精盐、生抽、白糖各1小匙。

✂ 制作步骤

❶ 将苦瓜片加入少许精盐略腌，挤干水分。

❷ 牛肉片放入碗中，加入少许生抽、植物油、姜丝、水淀粉腌20分钟，备用。

❸ 坐锅点火，加油烧热，先放入牛肉片翻炒至变色，再加入苦瓜片略炒，然后加入蒜末、红椒丝翻炒至苦瓜片变软，再加入剩余的姜丝、料酒、生抽、白糖、香油炒熟，即可出锅装盘。

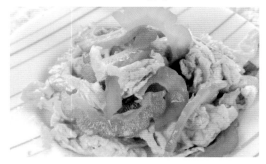

鸡蛋炒苦瓜

🔺原料 苦瓜500克，鸡蛋5个。

🔺调料 葱花、姜丝各5克，精盐、味精、鸡粉各1/2小匙，白糖少许，植物油80克。

✂ 制作步骤

❶ 将苦瓜去皮、去瓤，洗净，对剖成4瓣，再切成薄片，放入加有少许精盐、植物油的沸水中焯烫一下，捞出，冲凉沥干。

❷ 鸡蛋磕入碗中，搅散。坐锅点火，加油烧热，倒入鸡蛋液炒成蛋花，盛出待用。

❸ 锅中留少许底油烧热，先下入葱花、姜丝炒香，再放入苦瓜片、蛋花、精盐、味精、白糖、鸡粉翻炒均匀，即可出锅装盘。

枸杞苦瓜

🔺原料 苦瓜300克，枸杞子15克。

🔺调料 精盐、料酒、水淀粉各1小匙，味精1/2小匙，白糖1/3小匙，鲜汤、植物油各1大匙。

✂ 制作步骤

❶ 将枸杞用温水泡软，洗净沥干。

❷ 苦瓜去子、洗净，切成菱形块，再放入沸水中焯烫一下，捞出，沥干备用。

❸ 坐锅点火，加油烧热，先放入苦瓜煸炒片刻，再加入鲜汤、枸杞子，小火煮约1分钟，然后烹入料酒，加入精盐、味精、白糖调匀，再以水淀粉勾芡，淋入明油，即可出锅装盘。

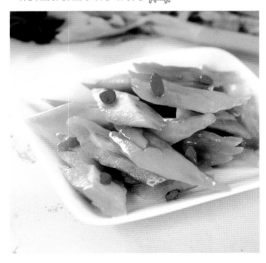

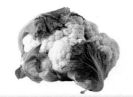

菜花 caihua

菜花是一种十字花科的蔬菜,其粗纤维含量少,品质鲜嫩,营养丰富,风味鲜美,人们喜食的蔬菜。

别　名	中医食性	不适用者	适用者
花菜、椰菜花	性凉、味甘	红斑狼疮、尿少或无尿者	一般人群均可

G 营养分析

菜花的营养比一般蔬菜丰富。含有蛋白质、脂肪、磷、铁、胡萝卜素、维生素B_1、维生素B_2和维生素C、维生素A等,尤以维生素C含量丰富,仅次于辣椒,是蔬菜中含量较高的一种。

G 营养优势

菜花营养丰富,能提高肝脏解毒能力,增强机体免疫力,预防感冒和坏血病的发生。菜花富含类黄酮,能够阻止胆固醇氧化,减少心脏病和脑卒中的危险。菜花还具有抗癌的作用,在防治胃癌、乳腺癌方面效果甚佳。

G 营养吃法

菜花富含B族维生素、维生素C,这些成分属于水溶性,受热易溶出而流失,所以菜花不宜高温烹调,也不适合水煮。为了减少维生素C和抗癌物质的损失,可先将菜花用沸水焯一下,再急火快炒。

G 选购储存

❶ **选购**:质量好的菜花干净、坚实,叶子新鲜、呈绿色。

❷ **储存**:家庭储存菜花的方法,一般是用保鲜袋或保鲜盒储存,放在冰箱中冷藏,一般可保存1周左右。

搭配宜忌

宜:菜花和香菇同食,利肠胃、开胸膈、壮筋骨,有较强的降血脂作用。

忌:菜花不宜与猪肝搭配,因为猪肝中的铜元素和铁元素会使菜花中的维生素C氧化为脱氢抗坏血酸,而失去原来的功能。

防癌抗癌食疗偏方 1

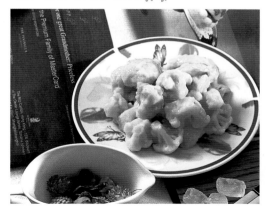

奶油烧菜花

⬥ 原料 菜花250克。

⬥ 调料 熟猪油20克，精盐、鸡精各1/3小匙，姜末少许，淀粉适量，鲜奶油50克。

✂ 制作步骤

❶ 将菜花掰成小朵，用沸水烫2分钟，捞出，沥净水分。

❷ 炒锅上火烧热，加适量底油，用姜末炝锅，放入菜花，加入精盐、鸡精，添少许清水，烧开后撇去浮沫，放入鲜奶油，用水淀粉勾芡，淋明油，出锅装盘即可。

防癌抗癌食疗偏方 2

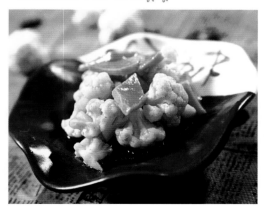

菜花烧火腿

⬥ 原料 菜花300克，熟火腿片50克。

⬥ 调料 葱花、姜末各5克，精盐、花椒水各1/2小匙，味精少许，料酒1小匙，鸡汤75克，水淀粉2小匙，熟猪油2大匙。

✂ 制作步骤

❶ 将菜花掰成小块，洗净，放入沸水锅中焯透，捞出沥水。

❷ 锅中加油烧热，下入葱花、姜末炒香，添入鸡汤，放入火腿片、菜花、精盐、味精、料酒、花椒水烧5分钟，用水淀粉勾芡即可。

泡咖喱菜花

⬥ 原料 菜花1000克。

⬥ 调料 白糖6大匙，白醋5大匙，精盐5小匙，干红辣椒2大匙，咖喱粉2小匙。

✂ 制作步骤

❶ 将菜花洗干净，掰成小朵；将干红辣椒切成节。

❷ 锅内放入清水烧沸，放入咖喱粉搅匀，将菜花放入锅中焯透捞出，晾凉。

❸ 锅内入清水2000克烧沸，加入白糖、精盐、醋、辣椒，再烧沸倒出，晾凉，装入泡菜坛内，放入菜花，封严坛口，泡48小时后即可食用。

防癌抗癌食疗偏方 3

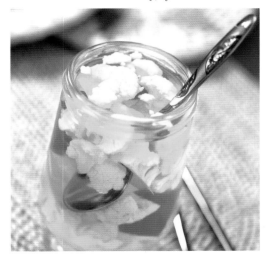

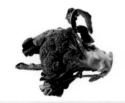

西蓝花 xilanhua

西蓝花形态、生长习性和菜花基本相似，但长势强健，耐热性和抗寒性都较强。

别　名	中医食性	不适用者	适用者
绿菜花、茎椰菜、青花菜	性凉、味甘	胃病患者、红斑狼疮患者	一般人群均可

○ 营养分析

新鲜西蓝花的花球中的蛋白质含量是白菜花的3倍、番茄的4倍。此外，西蓝花中矿物质成分比其他蔬菜更全面，钙、磷、铁、钾、锌、锰等含量都很丰富，比同属于十字花科的白菜花高出很多。

○ 营养优势

西蓝花能够增强肝脏的解毒能力，提高人体免疫力；对心脏病有调节和预防的功能；可有效降低肠胃对葡萄糖的吸收，进而降低血糖，有效地控制糖尿病病情。西蓝花所含的某些营养物质具有显著的抗癌作用。

○ 营养吃法

高温对西蓝花的营养损失影响很大，所以西蓝花最好的吃法是过水稍微焯一下，然后调味食用。

西蓝花切开不宜久放，会损失大量营养成分，建议食用新鲜的西蓝花，不宜久存后食用。

○ 选购储存

❶ **选购**：选购西蓝花以菜株亮丽、花蕾紧密结实，花球表面无凹凸，整体有隆起感，拿起来没有沉重感的为良品。

❷ **储存**：用纸张或透气膜包住西蓝花(纸张上可喷少量的水)，然后直立放入冰箱的冷藏室内，大约可保鲜1周左右。

搭配宜忌

宜：西蓝花与香菇搭配食用，可防癌抗癌、降脂。

忌：西蓝花不宜与牛奶同食，会影响钙的吸收。

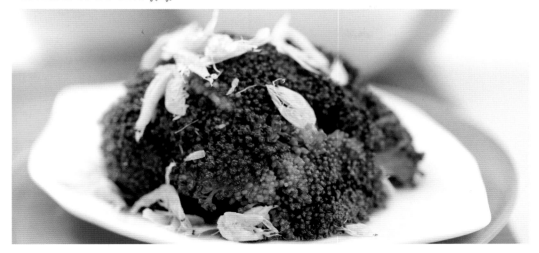

海米拌西蓝花

🔺 原料 西蓝花400克。

🔺 调料 蒜末少许, 精盐、鸡精、胡椒粉、酱油各1/3小匙, 味精、蚝油各1小匙, 白糖1/2小匙, 水淀粉适量, 鲜汤3大匙, 植物油4大匙。

✂ 制作步骤

❶ 把海米放入小碗中, 加入冷水漂洗干净, 沥去水, 再加入温水浸泡20分钟, 变软时取出, 沥去水。

❷ 西蓝花洗净, 切成块。容器内加入精盐、温水, 搅至精盐溶化, 下入西蓝花块搅匀, 浸泡10分钟左右捞出, 沥去水。

❸ 锅里放入清水、植物油, 烧开, 下入西蓝花块, 用大火烧开, 焯约2分钟, 至熟透捞出, 放入冷水中浸泡2分钟, 至凉透捞出, 沥去水。

❹ 把西蓝花块放入大瓷碗中, 加入海米、精盐、味精、白糖, 淋入蚝油、香油, 拌匀即可。

蓝花拌金菇

🔺 原料 西蓝花400克, 净金针菇100克。

🔺 调料 葱头1个(拍扁), 精盐、白糖、生抽、水淀粉、料酒、素上汤、香油各适量, 植物油100克。

✂ 制作步骤

❶ 将西蓝花洗净、切块, 用沸水焯熟, 捞出沥干。

❷ 锅中加油烧热, 下入西蓝花, 加入白糖、精盐、素上汤稍煨片刻, 盛入盘中排成圆形。

❸ 锅留底油, 爆香葱头, 加入料酒、精盐、白糖、生抽、香油、素上汤煮沸, 然后放入金针菇

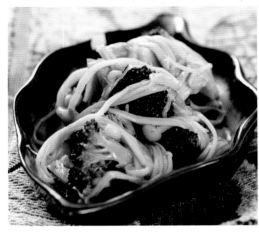

炒熟, 勾芡, 淋入香油, 盛在西蓝花上即成。

防癌抗癌食疗偏方 3

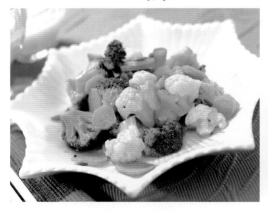

双花拌萝卜

🔺原料 西蓝花、菜花、胡萝卜各1/2个。

🔺调料 瓜子仁、黑芝麻、精盐各1/2小匙,鸡精、辣椒油各少许,植物油3大匙。

🎀 制作步骤

❶ 将菜花和西蓝花分别洗净,各切小朵;胡萝卜切圆片。

❷ 锅中加水烧开,放入菜花、西蓝花、胡萝卜片煮熟,捞出冲凉,沥干。

❸ 将胡萝卜片和双花加入调料拌匀,撒上瓜子仁、芝麻拌匀即可。

防癌抗癌食疗偏方 4

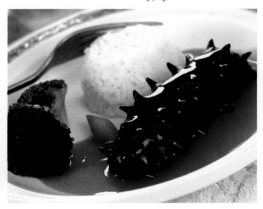

鲍汁扣海参

🔺原料 水发海参1只(约70克),西蓝花1朵,白米饭1小碗。

🔺调料 鲍汁85克,水淀粉1小匙。

🎀 制作步骤

❶ 将水发海参、西蓝花分别洗涤整理干净,再放入沸水中焯烫至熟,捞出,沥干备用。

❷ 将海参、西蓝花摆在盘中,再将白米饭扣在海参旁边。

❸ 坐锅点火,加入鲍汁烧沸,用水淀粉勾薄芡,均匀地浇在海参上即可。

西蓝花炒虾球

🔺原料 西蓝花400克,虾球(虾仁)200克,鸡蛋清1个。

🔺调料 葱段3克,蒜蓉、姜末各2克,精盐2小匙,味精1小匙,白糖、香油、小苏打粉各少许,水淀粉2大匙,植物油3大匙。

🎀 制作步骤

❶ 西蓝花洗净,掰成小朵,放入油盐水中焯烫一下,捞出。

❷ 虾球加入精盐、味精、小苏打粉、蛋清、水淀粉拌匀,放入油锅中滑散,捞出沥油。

❸ 锅中加入植物油烧热,先下入葱段、蒜

防癌抗癌食疗偏方 5

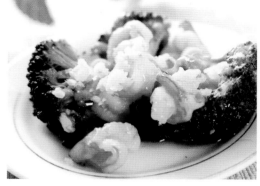

蓉、姜末炒香,再放入西蓝花和虾球稍炒。然后加入精盐、味精、白糖炒匀,用水淀粉勾芡,淋入香油,即可出锅装盘。

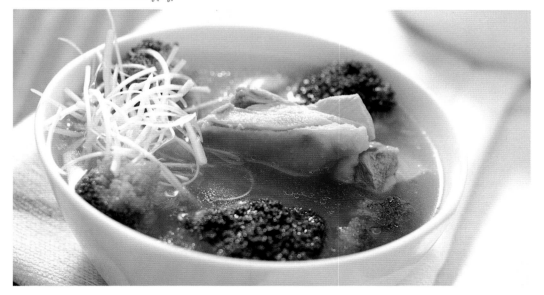

鸡肉西蓝花汤

🥄 **原料** 鸡腿肉300克，西蓝花100克。

🥄 **调料** 葱丝15克，姜片10克，精盐2小匙，料酒2大匙，淡色酱油1大匙。

✄ 制作步骤

❶ 鸡腿肉洗净，剔去骨头，切成大块，再放入沸水中焯烫一下，去除多余油脂，捞出冲净。

❷ 西蓝花洗净，掰成小朵，用淡盐水浸泡。

❸ 锅中加入适量清水，先下入鸡腿肉、姜片、料酒、淡色酱油，先用大火烧沸，再转小火煮约30分钟，待汤汁浓香时，放入精盐、西蓝花续煮5分钟，撒入葱丝即可。

西蓝花蛋炒饭

🥄 **原料** 米饭350克，猪肉丝、西蓝花各70克，鸡蛋1个。

🥄 **调料** 蒜末少许，精盐、白糖、水淀粉各1小匙，米酒2小匙，酱油1大匙，植物油适量。

✄ 制作步骤

❶ 将西蓝花洗净，掰成小朵。

❷ 猪肉丝洗净，加入酱油、米酒抓拌均匀，静置5分钟，腌至入味，备用。

❸ 将鸡蛋磕入碗内打散，再下入热油锅中炒成碎块，待用。

❹ 锅中加油烧热，先下入蒜末炝锅，再放入

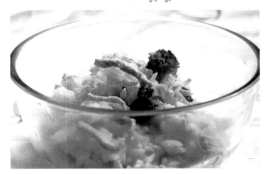

腌好的猪肉丝炒至肉色变白，然后加入西蓝花和适量清水，用大火煮开后转小火煮至汤汁收干，再加入米饭和碎蛋块炒匀，最后加入精盐、白糖调味即可。

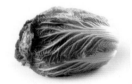

白菜 baicai

白菜是十字花科芸薹属叶用蔬菜。味道鲜美可口，营养丰富，素有"菜中之王"的美称，为广大群众所喜爱。

别　名	中医食性	不适用者	适用者
菘、大白菜	性平，味甘	虚寒体质、肠胃功能不佳者	一般人群均可

营养分析

白菜中含有蛋白质、脂肪、膳食纤维、碳水化合物，以及胡萝卜素、硫胺素、维生素C、维生素E等维生素和多种矿物质，尤其是维生素C的含量比苹果高5倍，且钾含量高而钠含量低。更重要的是，白菜还含有防癌的钼。

营养优势

白菜属于低糖蔬菜，且含热量低，所以很适合糖尿病患者食用。其膳食纤维含量丰富，常吃能起到润肠通便、促进排毒的作用，对预防肠癌有良好作用。更主要的是白菜中含有的钼元素，能起到一定的防癌作用。

营养吃法

炒白菜时可以先用开水焯一下，因为白菜中含有破坏维生素C的氧化酶，可在60℃～90℃时使维生素C受到严重破坏。而氧化酶是怕热、怕煮的物质，沸水下锅，使氧化酶无法起作用，维生素C便得以保存。

选购储存

❶ **选购**：新鲜、嫩绿、较紧密和结实的白菜为佳。包心的大白菜应挑选顶部包心紧、分量重、底部突出、根的切口大的为好。

❷ **储存**：如果温度在零度以上，可以将塑料袋套在菜叶上，注意不要封口，根朝下立在地上。

搭配宜忌

宜：白菜和豆腐是最好的搭档，豆腐含有丰富的蛋白质和脂肪，与白菜相佐，相得益彰；白菜和肉类搭配，既可增加肉的美味，又可以帮助肉类消化。

忌：白菜与甘草、白术同食，会引起身体不适。

防癌抗癌食疗偏方 1

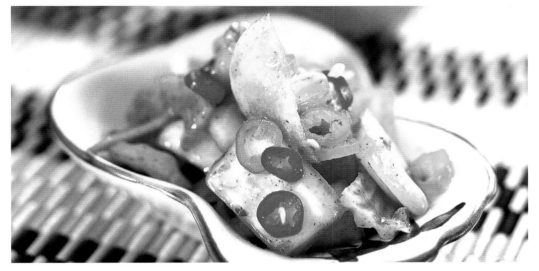

酱汁什锦白菜

▲ 原料 大白菜500克，白萝卜、苹果、梨各25克。

▲ 调料 精盐3小匙，甜面酱100克，大葱、大蒜、味精各20克。

✂ 制作步骤

❶ 大白菜洗净，沥干水分，切块；萝卜去皮洗净，切块，和白菜块一起加少许精盐腌5小时。

❷ 苹果、梨去蒂、籽，切片；葱、蒜都切成末。

❸ 用适量清水溶化剩余的精盐，加味精搅匀，倒入缸内，加入腌好的白菜、萝卜、甜面酱、葱末、蒜末、苹果片、梨片搅匀，腌渍5天即可食用。

上汤白菜

防癌抗癌食疗偏方 2

▲ 原料 白菜心400克，水发香菇、青菜心各30克，冬笋、面粉各20克。

▲ 调料 葱末5克，姜末3克，精盐1小匙，味精、花椒油各少许，料酒2小匙，熟猪油4小匙，高汤500克。

✂ 制作步骤

❶ 将白菜心洗净，切成长条；香菇、冬笋分别洗净，均切成片。

❷ 锅中加入熟猪油烧至四成热，放入面粉炒散，再下入葱末、姜末炝锅，烹入料酒，加入高汤。

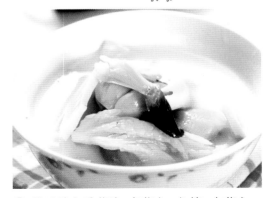

❸ 然后放入香菇片、青菜心、冬笋、白菜心、精盐、味精烧沸，煮约2分钟至香菇、白菜熟透，淋入花椒油，出锅装碗即可。

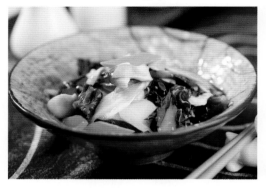

草菇小炒

🍲 原料 草菇20个,水发木耳100克,白菜250克,黄瓜、芹菜各50克,胡萝卜30克。

🍲 调料 精盐、冰糖、植物油各2小匙,味精1小匙。

🎀 制作步骤

❶ 木耳用温水泡软,择洗干净,切成小块;白菜洗净,片成大片;黄瓜、胡萝卜分别洗净,切成薄片;芹菜择洗干净,切成小粒。

❷ 锅中加油烧热,放入白菜片、黄瓜片、木耳、冬笋、胡萝卜片、草菇略炒一下,再加入精盐、味精、冰糖调味,撒上芹菜粒即可。

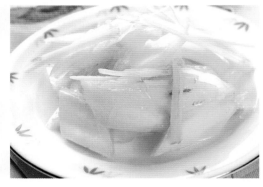

醋熘白菜

🍲 原料 嫩白菜帮400克。

🍲 调料 葱丝10克,姜丝5克,花椒少许,精盐、味精各1/2小匙,酱油、白糖、水淀粉各2小匙,白醋2大匙,植物油1大匙。

🎀 制作步骤

❶ 将白菜帮洗净,切成菱形块,备用。

❷ 坐锅点火,加入植物油烧至五成热,放入花椒炸香,捞出花椒不用,再放入葱丝、姜丝炝锅,烹入白醋,加入白菜略炒,然后加入酱油、精盐、白糖炒至白菜断生,调入味精,用水淀粉勾芡,翻匀装盘即可。

三鲜扒白菜

🍲 原料 大白菜500克,净虾仁、水发鱿鱼、水发海参片各50克。

🍲 调料 精盐、味精、鸡精各1/2小匙,料酒、水淀粉各1大匙,高汤200克,猪骨汤1000克,植物油2大匙。

🎀 制作步骤

❶ 大白菜去叶、去根,洗净,切成宽条,放入猪骨汤锅中煮透,捞出沥水,码入盘中;鱿鱼洗净,剞上十字花刀,再切成小块。

❷ 锅中加油烧热,添入高汤煮沸,放入虾仁、鱿鱼块、海参,依个人口味调味,勾芡,浇

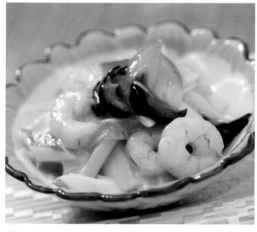

在白菜上即可。

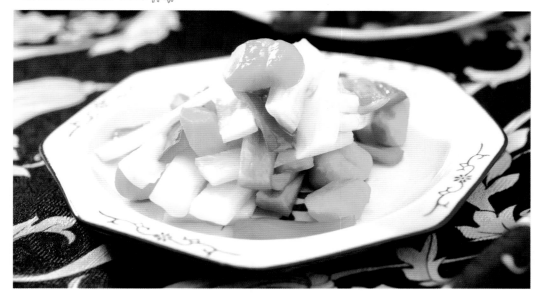

栗子扒白菜

⬥ 原料 白菜心400克，熟栗子肉250克。

⬥ 调料 葱末、姜末各5克，精盐、味精、白糖、酱油、香油各少许，料酒、水淀粉各1大匙，高汤适量，植物油3大匙。

✄ 制作步骤

❶ 将白菜心洗净，顺切成长条，放入沸水锅中焯至熟软，捞出沥水，码放入盘中。

❷ 锅中加油烧热，下入葱末、姜末炒香，加入料酒、酱油、精盐、高汤、白糖、味精、栗子烧沸，转小火扒至入味，勾芡，淋香油，装盘即可。

肉丸白菜粉丝汤

⬥ 原料 猪肉150克，白菜1棵，粉丝1把。

⬥ 调料 葱1根，姜3片，干生粉、精盐各1小匙，香油1/2小匙，胡椒粉1大匙。

✄ 制作步骤

❶ 葱洗净，姜去皮，均切末，加猪肉和调料拌匀，用手搓成小肉丸，备用。

❷ 白菜洗净，切段；粉丝泡软捞出，沥干水分，备用。

❸ 锅中倒入半锅水和调料煮开，放入小肉丸煮熟，加入白菜和粉丝煮熟，再加入调料调匀，盛出前淋上香油即可。

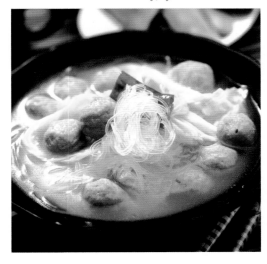

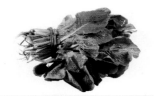

小白菜 xiaobaicai

小白菜是蔬菜中含矿物质和维生素最丰富的菜，经常食用有助于增强机体免疫力。

别 名	中医食性	不适用者	适用者
青菜、油白菜	性平、味甘	脾胃虚寒者	一般人群均可

⑥ 营养分析

小白菜所含营养成分与白菜相似，它含有蛋白质、脂肪、糖类、膳食纤维、钙、磷、铁、胡萝卜素、维生素B$_1$、维生素B$_2$、烟酸、维生素C等。小白菜中钙的含量较高，几乎等于白菜中钙含量的2～3倍。

⑥ 营养吃法

小白菜不易生食。用小白菜制作菜肴，炒、煮的时间不宜过长，以免损失营养。

⑥ 营养优势

小白菜含钙量高，是防治缺钙的理想蔬菜。小白菜还富含维生素A、维生素C、B族维生素、钾、硒等，有利于预防心血管疾病，降低患癌症的危险。小白菜富含的膳食纤维，还能润肠通便、健脾利尿，而且可润泽肌肤、延缓衰老、提高身体免疫力，还具有防癌抗癌的作用。

⑥ 选购储存

❶选购：新鲜的小白菜呈绿色、鲜艳而有光泽，无黄叶、无腐烂、无虫蛀现象，否则为劣质小白菜。

❷储存：可将小白菜用报纸包裹后冷藏，一般能维持2～3天。如连根一起贮藏，可稍延长1～2天。

搭配宜忌

宜：小白菜与猪肉同食，适宜于营养不良、贫血、便秘等症。

忌：小白菜与兔肉搭配食用，会释放大量的不饱和碱性阳离子，导致肠胃不畅、腹泻、呕吐等。

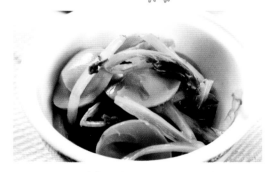

口蘑椒油白菜

🍴 原料 小白菜心250克，水发口蘑50克。

🍴 调料 精盐、味精各1/2小匙，酱油2小匙，水淀粉2大匙，花椒20粒，香油3大匙，清汤500克。

🎀 制作步骤

❶ 菜心洗净，用沸水略焯，捞出过凉，挤净水分；口蘑洗净、切片，用沸水略烫，捞出沥干。

❷ 锅中加入清汤、酱油、菜心、口蘑、精盐烧沸，用水淀粉勾芡，调入味精，倒入盘内。

❸ 炒锅置中火上，加入香油烧至五成热，放入花椒炸至金黄色，捞出花椒不用，趁热将椒油浇在口蘑小白菜上即成。

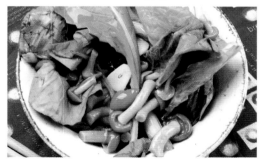

滑子蘑小白菜

🍴 原料 小白菜500克，滑子蘑200克。

🍴 调料 蒜片5克，精盐、料酒、味精、鸡粉各少许，水淀粉适量，香油、植物油各1大匙。

🎀 制作步骤

❶ 将小白菜去根、洗净，放入加有精盐、料酒、植物油的沸水中焯烫一下，捞出沥干，装入盘中，备用。

❷ 将滑子蘑洗净，放入滚水中焯透，捞出，沥干待用。

❸ 坐锅点火，加入少许底油，先放入滑子蘑略炒，再加入味精、鸡粉、蒜片炒匀，然后用水淀粉勾芡，淋入香油，盛在小白菜上即可。

白菜烧芋头

🍴 原料 小芋头400克，小白菜150克。

🍴 调料 葱花15克，精盐1小匙，味精、胡椒粉各少许，奶汤250克，熟猪油、熟鸡油各适量。

🎀 制作步骤

❶ 把小而均匀的芋头浸泡在清水中，刮去粗皮，再换清水洗净。

❷ 取出小芋头，切成两半，放入淡盐水中浸泡；小白菜去掉菜根，取嫩菜心，用清水洗净，沥水，切成小段。

❸ 净锅置火上，放入熟猪油烧至四成热时，下入芋头块，用小火炸至熟，捞出。

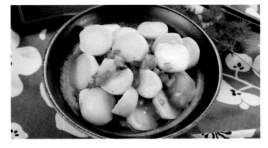

❹ 除去锅内余油，加入奶汤烧沸，放入芋头块，加上精盐、味精和胡椒粉，用中小火烧至芋头块熟软入味。

❺ 再放入小白菜烧至断生，加入熟鸡油推匀，撒入葱花，出锅装盘即成。

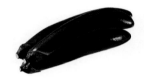

茄子 qiezi

秋后的老茄子含有较多茄碱，对人体有害，不宜多吃。而夏天食用茄子，有助于清热解暑。

别 名	中医食性	不适用者	适用者
落苏、矮瓜	性凉、味甘	脾胃虚寒、哮喘者	一般人群均可

☞ 营养分析

茄子的营养丰富，富含蛋白质、脂肪、碳水化合物、钙、磷、铁及维生素A、B族维生素、维生素C等多种维生素及矿物质，维生素P的含量极其丰富。茄子中糖分含量比番茄多1倍。此外，还含有葫芦素、水苏碱、胆碱，茄子纤维中还含有一定量的皂草甙。

☞ 营养吃法

油炸茄子会造成维生素P大量损失，挂糊上浆后炸制能减少这种损失。吃茄子建议不要去皮，它的价值就在皮里面。切忌，勿生吃茄子，以免中毒。

☞ 营养优势

茄子能提高微血管的抵抗力，防治微血管破裂出血，使心血管保持正常的功能。茄子中含有的龙葵素，对癌症有一定的抑制作用。茄子中的维生素P可软化微细血管，对高血压、动脉硬化、咯血、紫癜及坏血病均有一定的防治作用。茄子具有清热活血、消肿止痛功效，对于容易长痱子、生疮疖者，尤为适宜。

☞ 选购储存

❶ **选购**：表皮皱缩、光泽黯淡的茄子不新鲜。

❷ **储存**：因为茄子的表皮覆盖着一层蜡质，因此要保存的茄子绝对不能用水冲洗后再储存。茄子要存放在阴凉、通风处。

搭配宜忌

宜：茄子有保护血管、防止出血的作用；黄豆有益气养血、健脾的作用。茄子与黄豆二者搭配适用于预防高血压、动脉硬化等症。

忌：毛蟹与茄子同食会引发中毒，可以用藕来解毒。

防癌抗癌食疗偏方 1

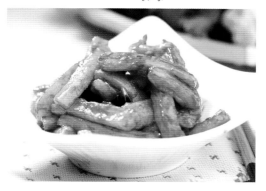

甜酱焖茄子

⬆ 原料 茄子500克。

⬆ 调料 蒜末15克，葱花10克，味精1小匙，白糖2小匙，甜面酱3小匙，植物油4小匙，高汤75克。

🎀 制作步骤

❶ 将茄子去蒂、去皮，洗净，撕成条块，放入八成热油锅中炸透，捞出沥油。

❷ 锅留底油烧热，下入葱花、蒜末煸炒出香味，再加入甜面酱炒至酱与油融为一体。

❸ 然后放入茄子条炒匀，加入白糖、味精、高汤，烧焖至汤汁收干，出锅装盘即成。

防癌抗癌食疗偏方 2

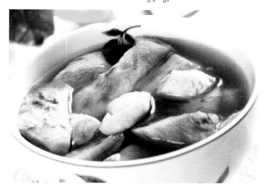

茄子炖鸡汤

⬆ 原料 带骨鸡肉250克，茄子150克。

⬆ 调料 葱末、姜末、精盐、酱油、米醋、料酒、植物油各适量，清汤500克。

🎀 制作步骤

❶ 将鸡肉洗净，剁成小块。

❷ 茄子去皮，切成滚刀块，备用。

❸ 锅中加油烧至六成热，先下入葱末、姜末炒香，再放入鸡块煸透，然后烹入酱油、料酒翻炒片刻，再添入清汤，烧开后放入茄子，转小火炖至鸡块、茄子熟烂，最后加入精盐调味，淋入米醋，即可出锅装碗。

龙须茄子

⬆ 原料 茄子500克，瘦肉丝、红椒丝各100克，粉丝80克。

⬆ 调料 葱段、蒜末、水淀粉、香油、植物油各适量，精盐、白糖各1小匙，生抽2小匙。

🎀 制作步骤

❶ 粉丝用温水略泡；瘦肉丝放入碗中，加入生抽、水淀粉、植物油拌匀；茄子去皮，洗净，切成条。

❷ 锅中加入植物油烧热，放入茄子条，加入精盐、白糖和少许清水，炒至茄子条软熟，盛出。

❸ 锅中留底油烧热，先爆香蒜末，再放入瘦

防癌抗癌食疗偏方 3

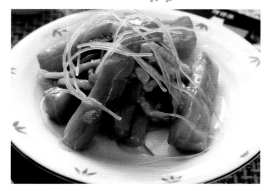

肉丝略炒，然后放入粉丝、香油，用剩余的水淀粉勾芡，放入茄条、红椒丝、葱段炒熟，即可出锅装盘。

防癌抗癌食疗偏方 4

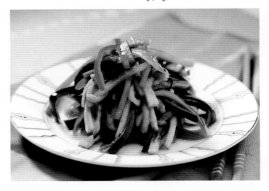

紫茄子炒青椒丝

🔺原料 茄子400克，青椒100克。

🔺调料 葱末、姜末各5克，蒜末10克，精盐1/2小匙，味精少许，植物油3大匙。

✄ 制作步骤

❶ 将茄子去蒂、洗净，切成粗丝，再放入清水中浸泡3分钟，捞出，挤干水分。

❷ 青椒洗净，去蒂及籽，切成细丝。

❸ 炒锅置火上，加油烧至七成热，先下入葱末、姜末、蒜末炒出香味，再放入茄子丝炒软，然后加入青椒丝略炒，再放入精盐、味精翻炒至入味，即可出锅装盘。

防癌抗癌食疗偏方 5

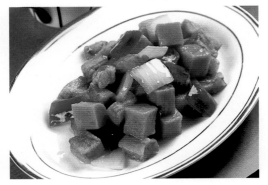

三丁炒茄子

🔺原料 茄子300克，青椒、火腿、洋葱各50克。

🔺调料 葱花、姜末、蒜片、精盐、味精、淀粉各少许，水淀粉2小匙，鲜汤50克，植物油600克。

✄ 制作步骤

❶ 茄子、青椒、火腿、洋葱均切成丁；茄子着一层淀粉。

❷ 锅中加油烧热，放入茄子丁炸熟。

❸ 炒锅内加入少许植物油，待油升温至七八成热时，用葱花、姜末、蒜片爆香。加入茄子丁、青椒丁、火腿丁、洋葱丁翻炒均匀，放入精盐、味精，用水淀粉勾芡即成。

咸鱼鸡粒烧茄子

🔺原料 茄子500克，咸鱼1块(约80克)，鸡胸肉70克。

🔺调料 葱段10克，姜丝、蒜蓉各5克，精盐、味精、老抽各1/2小匙，白糖、水淀粉、香油各少许，料酒1大匙，上汤150克，植物油适量。

✄ 制作步骤

❶ 茄子去蒂，切长条。净锅置火上，加油烧热，放入茄条炸呈金黄色，捞出沥油。

❷ 鸡胸肉洗净，切粒；咸鱼用温水泡软，洗净，加入料酒和味精拌匀，上屉用大火蒸10分钟，取出切成粒。

防癌抗癌食疗偏方 6

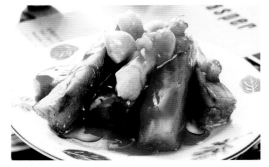

❸ 锅中留底油，置火上烧热，先放入蒜蓉、姜丝和葱段炒香，再放入鸡肉粒和咸鱼粒稍炒，添入料酒、上汤烧沸，放入茄条、精盐、老抽、白糖、味精烧熟，勾芡，淋入香油即可。

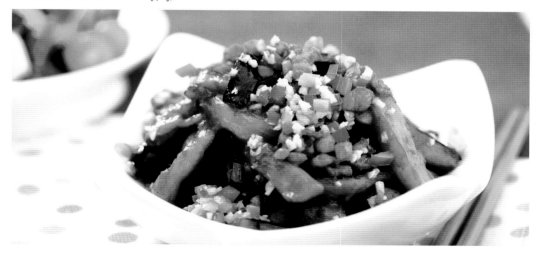

东北酱茄子

⬛ 原料 茄子400克, 猪肉末100克。

⬛ 调料 葱末、姜末、蒜末各少许, 辣椒段5克, 黄酱2大匙, 味精1/3小匙, 料酒、白糖各1大匙, 酱油1/2大匙, 水淀粉适量, 清汤少许, 植物油1000克(约耗75克)。

✂ 制作步骤

❶ 茄子去蒂, 用清水浸泡并洗净, 捞出, 沥净水分, 切成长条, 放入烧至六成热的油锅内炸至透, 捞出沥油。

❷ 锅留底油烧热, 先下入猪肉末炒至变色, 再放入葱末、姜末、蒜末和辣椒段炒出香辣味。

❸ 然后烹入料酒, 加入黄酱、酱油、白糖炒匀, 添入清汤烧沸。

❹ 再放入炸好的茄条, 转小火烧至茄条入味, 最后加入味精, 用水淀粉勾芡, 淋入少许明油, 出锅装盘即可。

清蒸茄子

⬛ 原料 茄子500克。

⬛ 调料 香葱10克, 精盐、味精、鸡精各1/2小匙, 胡椒粉、白糖各1/3小匙, 植物油4小匙。

✂ 制作步骤

❶ 将香葱洗净, 切成葱花。

❷ 茄子洗净, 去蒂, 切成4瓣, 平放于条盘上, 然后撒上精盐、味精、白糖、胡椒粉、鸡精码味, 备用。

❸ 将码好味的茄子上笼用大火蒸10分钟至熟, 取出后撒上葱花, 淋入七成热的植物油即成。

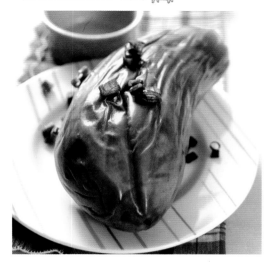

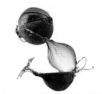

洋 葱 yangcong

洋葱属百合科葱属，在我国分布很广，是目前我国主栽蔬菜之一。洋葱供食用的部位为地下的肥大鳞茎、即葱头。

别　名	中医食性	不适用者	适用者
圆葱、玉葱、洋葱头	性平、温，味辛、甘	皮肤瘙痒、胃病患者	一般人群均可

ⓖ 营养分析

洋葱中含有蛋白质、脂肪、碳水化合物、膳食纤维、维生素A、胡萝卜素、维生素C、维生素E，钙、磷、钠、镁、铁、锌等多种维生素和矿物质。尚含有腺苷、前列腺素等营养成分。

ⓖ 营养优势

洋葱含有抗糖尿病的化合物，能促进胰岛素的合成及分泌，可治疗糖尿病。洋葱还可以杀菌祛寒、降低血压、预防感冒。此外，洋葱含有大量防止细胞癌变的抗氧化剂，可有效防癌抗癌。

ⓖ 选购储存

❶ **选购**：选购洋葱的时候，表皮越干越好，包卷度越紧越好，最好可以看出透明表皮中带有茶色的纹理。洋葱有橘黄色皮和紫皮两种，最好选购橘黄色皮的，这种洋葱每层比较厚，水分比较多，口感比较脆。紫皮的水分少，每层比较薄、易老。

❷ **储存**：将洋葱放入网袋中，然后悬挂在室内阴凉、通风处或放在有透气孔的专用陶瓷罐中储存。

ⓖ 营养吃法

洋葱适合与肉类搭配食用，在增添美味的同时，能吸走肉中多余的脂肪，具有降血压、降血脂的作用。

如果想从洋葱中获得更多的营养，生吃或拌沙拉食用是最佳选择。

搭配宜忌

宜：洋葱与鸡蛋同食，可提高对维生素吸收率；洋葱与大蒜同食可防癌抗癌；洋葱与苦瓜同食，能提高机体免疫力。

忌：洋葱与蜂蜜同食，会伤眼睛。

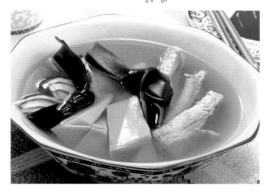

排骨洋葱南瓜汤

🔺 原料 排骨500克, 洋葱4个, 南瓜150克, 海带80克。

🔺 调料 盐适量, 清水12杯。

🎀 制作步骤

❶ 将排骨洗净, 剁成小段, 入沸水锅中焯烫, 捞出备用。

❷ 南瓜片去皮、去子, 洗净, 切成小块, 待用。

❸ 将洋葱去皮、洗净, 切成瓣; 海带洗净, 切条、打结, 备用。

❹ 锅中放入清水烧沸, 下入所有原料煲滚, 再转小火煲90分钟, 加入精盐调味即可。

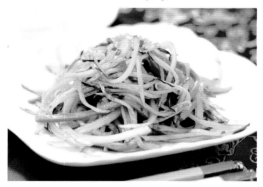

凉拌洋葱丝

🔺 原料 洋葱1个, 黄瓜2根, 火腿、辣椒、香菜各适量。

🔺 调料 精盐、酱油、糖、香油各适量。

🎀 制作步骤

❶ 洋葱、黄瓜洗净切细丝, 加1小匙精盐腌拌, 洗净沥干。

❷ 火腿切丝; 辣椒、香菜均洗净, 切末。

❸ 将洋葱丝、黄瓜丝、火腿丝、辣椒、香菜与调味料拌匀即可。

洋葱羊肉丝

🔺 原料 羊后腿肉400克, 洋葱100克。

🔺 调料 葱花、蒜片各少许, 精盐、味精各1/2小匙, 白糖、米醋各1小匙, 酱油、料酒各2大匙, 香油1/2大匙, 水淀粉适量, 植物油750克。

🎀 制作步骤

❶ 羊肉洗净, 切成薄片, 下入七成热油中滑散、滑透, 捞出沥油; 洋葱去皮、洗净, 切成小片。

❷ 小碗中加入酱油、米醋、白糖、精盐、味精、水淀粉调匀, 制成味汁。

❸ 锅中加油烧热, 先下入洋葱略炒, 再放入葱花、蒜片、羊肉翻炒均匀, 然后烹入料酒,

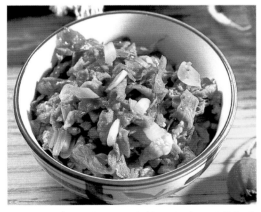

倒入调好的味汁, 用大火炒至入味, 再淋入香油, 即可出锅。

芦笋 lusun

芦笋在国际市场上享有"蔬菜之王"的美称，是一种高档而名贵的蔬菜，对治疗及预防癌症均有效。

别　名	中医食性	不适用者	适用者
笋尖、文山竹、石刁柏	性凉，味甘、苦	痛风、泌尿道结石患者	一般人群均可

G 营养分析

芦笋含有丰富的维生素A、维生素C及钾、锌，以及人体所必需的各种氨基酸，且含量比例符合人体需要，还含有大量以天门冬酰胺为主体的非蛋白质含氮物质和天门冬氨酸。此外，还含有较多的硒、钼、镁、锰等微量元素。

G 营养优势

芦笋为低糖、低脂肪、高纤维素和高维生素食物，对治疗及预防癌症均有效，能有效地控制癌细胞的生长，并对高血压、心脏病、白血病、水肿、膀胱炎等疾病有较好的预防和治疗作用。常食用芦笋还有助增强体质、解除疲劳、调节机体代谢、提高身体免疫力的功效。

G 选购储存

❶ **选购**：芦笋要挑笔直粗壮的，12～22厘米长，直径至少达到1厘米，以色泽浓绿、穗尖紧密为佳品。可以用指甲在芦笋根部轻轻掐一下，有印痕的就比较新鲜。

❷ **储存**：存放芦笋时，要避免阳光照射，可以先放进保鲜袋再放入冰箱，以保留它的养分。芦笋不宜存放过久，最好在一周以内食用为好。

G 营养吃法

芦笋既不宜高温烹煮，也不宜生吃。最佳的食用方法是用微波炉小功率热熟。每天早晚各食用芦笋汤一次，对早期癌症患者的康复大有帮助。

搭配宜忌

宜：芦笋中叶酸含量较高，猪肉中含有维生素B_{12}，两者同食，有利于人体对维生素B_{12}的吸收。

忌：芦笋与西葫芦同食，会加重脾胃虚寒的症状。

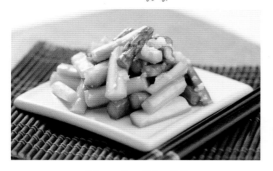

蒜香芦笋

🔺 原料 嫩芦笋400克。

🔺 调料 蒜5瓣, 精盐2小匙, 植物油1小匙, 香油、白糖各1小匙, 味精1/2小匙。

🎀 制作步骤

❶ 把芦笋削去老皮, 洗净, 沥去水, 切成4厘米长的段; 蒜剁成细末。

❷ 锅里放入清水, 加入精盐、植物油, 烧开, 下入芦笋段, 用大火烧开, 焯约5分钟, 至熟透捞出, 放入冷水中浸泡2分钟左右, 凉透捞出, 沥去水。

❸ 把焯熟的芦笋段放入大瓷碗中, 加入蒜末、精盐、味精、白糖, 淋入香油, 拌匀即可。

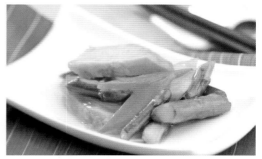

芦笋炒素鸡

🔺 原料 素鸡100克, 芦笋200克, 胡萝卜50克。

🔺 调料 精盐1小匙, 植物油2大匙。

🎀 制作步骤

❶ 将胡萝卜洗净、去皮, 切成小片; 芦笋去老梗, 切成小段; 素鸡洗净, 切片备用。

❷ 锅中加油烧热, 先放入胡萝卜片、素鸡片及少许清水翻炒均匀, 再加入芦笋段, 炒熟, 然后放入精盐调匀, 即可装盘上桌。

芦笋小炒

🔺 原料 芦笋罐头1罐, 青菜15棵, 香菇10朵。

🔺 调料 老汤600克, 精盐2小匙, 味精2/3小匙, 水淀粉3大匙, 鸡油1大匙。

🎀 制作步骤

❶ 将芦笋切成5厘米长的段; 青菜洗净, 去叶, 只留5厘米长的菜心, 对半切开, 用开水烫一下; 将香菇泡发, 去蒂。

❷ 芦笋、青菜、香菇码放在碟内, 再倒扣在竹箅上。

❸ 将老汤烧开锅, 竹箅放在锅内, 用小火炖煮5～7分钟, 再小心将竹箅提起, 原样扣在碟中。

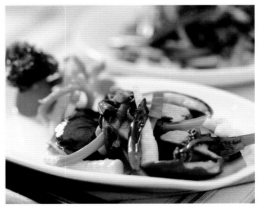

❹ 将汤汁烧开勾芡成浓汤, 加精盐、味精、鸡油, 淋在三素上即可。

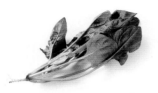

菠菜 bocai

菠菜主根呈红色，粗而长，味甜。叶为椭圆或箭形，浓绿色，叶柄长。是人们喜食的常用蔬菜。

别 名	中医食性	不适用者	适用者
波斯草、赤根菜、红根菜	性凉、味甘	肾炎、肾结石患者	一般人群均可

⊙ 营养分析

菠菜营养丰富，菠菜叶中含有胡萝卜素、维生素A、维生素C、维生素E、硫胺素、核黄素、烟酸、钾、钠、钙、镁、铁、锌等多种维生素及矿物质。尤其是维生素A、维生素C的含量居蔬菜类之冠。

⊙ 营养优势

经常吃些菠菜可使血糖保持稳定、抗衰老、预防癌症、防治口角炎及夜盲症、清除肠胃内的毒素、促进肠道蠕动和胰腺分泌。适宜糖尿病(尤其Ⅱ型糖尿病人)、癌症患者、高血压、便秘、贫血患者、皮肤粗糙者、过敏者食用。

⊙ 营养吃法

菠菜中含一种草酸物质，草酸使菠菜有涩味，不宜单独榨汁饮用，也不能与含钙多的食物（如豆腐）混食，否则易形成结石。在食用时需先将菠菜用开水烫一下，即可除去80%的草酸。

⊙ 选购储存

❶ 选购：挑选菠菜以菜梗红短，叶子新鲜、有弹性，且叶面宽的为佳。

❷ 储存：将菠菜用纸包好，放进有小孔的塑料袋里，放入冰箱保鲜层，可保存5天左右。

搭配宜忌

宜：菠菜宜与猪肝、猪血搭配食用，可促进营养成分的吸收，还可防治贫血。

忌：菠菜不宜与牛奶、瘦肉、乳酪搭配食用；菠菜不宜与豆腐共煮，食用后会影响消化。

防癌抗癌食疗偏方 **1**

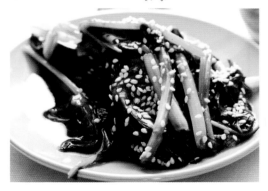

芝麻菠菜

▲ 原料　菠菜400克，芝麻25克。

▲ 调料　蒜末5克，精盐、香醋、香油各1/2小匙，酱油2小匙，味精少许。

❀ 制作步骤

❶ 将菠菜择洗干净，切成5厘米长的段，放入沸水中略烫，捞入凉水中过凉，沥干水分。

❷ 炒锅置小火上，先放入芝麻炒成金黄色，取出，再将菠菜放入盘中，加入精盐、味精、香醋。

❸ 酱油、香油、蒜末拌匀，上桌前撒上熟芝麻即可。

防癌抗癌食疗偏方 **2**

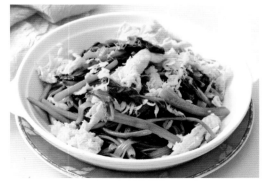

虾皮鸡蛋炒菠菜

▲ 原料　菠菜300克，鸡蛋3个，虾皮30克。

▲ 调料　精盐1小匙，味精、白糖、鸡精、植物油各适量。

❀ 制作步骤

❶ 菠菜去根和老叶，洗净，再放入沸水锅中焯熟，捞出，用冷水过凉，切成段。

❷ 鸡蛋磕入碗中搅散，再倒入热油锅中炒至熟嫩，取出。

❸ 锅留底油烧热，先下入虾皮略炒一下，再放入鸡蛋、菠菜段，加入精盐、味精、白糖、鸡精翻炒均匀，淋入明油，出锅装盘即可。

菠菜猪肝粥

▲ 原料　菠菜250克，干豆腐125克。

▲ 调料　红干椒、葱白各15克，花椒15粒，精盐、白糖、香醋各2小匙，植物油1小匙。

❀ 制作步骤

❶ 菠菜择洗干净，下入沸水锅中，加入少许精盐焯烫2分钟，捞出沥水，切成小段。

❷ 干豆腐切成4厘米长，1厘米宽的条；葱白切成丝；红干椒洗净，斜切成段；花椒洗净。

❸ 将菠菜段放入盘中，加入干豆腐条、葱丝、香醋、白糖、精盐调拌均匀。

❹ 锅中加油烧热，下入花椒粒，用小火炸出

防癌抗癌食疗偏方 **3**

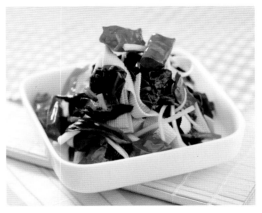

椒香味，捞出花椒粒不用，离火后放入红干椒段煸炒至酥脆，浇在菠菜、干豆腐上即成。

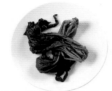

芥菜 jiecai

平时所说的芥菜一般指叶用芥菜，有大叶芥菜、小叶芥菜、雪里蕻、包心芥菜等，广东地区以大叶芥菜、小叶芥菜最常见。

别　名	中医食性	不适用者	适用者
芜菁、大头芥、雪里蕻	性温、味辛	疮疡、痔疮、便血及眼疾者	一般人群均可

ⓖ 营养分析

芥菜中含有丰富的氨基酸、维生素A、维生素B族、维生素C、维生素D及铁、锌、钙、磷等多种人体所需的微量元素，此外，芥菜中还含有大量的抗坏血酸、纤维素和水分。

ⓖ 营养吃法

若想去除芥菜的苦味，可在滚水里加盐，并滴入适量的油焯一下，焯到颜色变得鲜亮后，捞出沥水即可。

ⓖ 营养优势

芥菜有提神醒脑、解除疲劳、解毒消肿、促进伤口愈合的功效。芥菜腌制后有一种特殊鲜味和香味，能促进胃、肠消化功能。因芥菜组织较粗硬、含有胡萝卜素和大量食用纤维素，故有明目、通便之功效，可防治便秘，尤宜于老年人及习惯性便秘者食用。芥菜中富含的维生素、矿物质、类胡萝卜素，可抑制多种致癌因素，是一种有效的防癌蔬菜。

ⓖ 选购储存

❶ **选购**：叶用芥菜要选择叶片完整，没有枯黄及开花现象者为佳。若是包心芥菜，则需注意叶柄没有软化现象，叶柄越肥厚越好。

❷ **储存**：以报纸包裹后放在冰箱冷藏保存。

搭配宜忌

宜：芥菜与姜同食，可祛咳止痰；芥菜与猪肝同食，有助于对钙的吸收。

忌：芥菜与鲫鱼、鳖肉同食，可引起水肿；芥菜与醋同食，会破坏胡萝卜素。

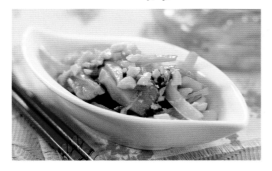

芥菜毛豆仁

🍲 **原料** 芥菜300克,毛豆仁100克,熟花生仁50克,香菇25克。

🍲 **调料** 姜丝少许,精盐、味精各1小匙,白糖1/2小匙,植物油1大匙。

✄ **制作步骤**

❶ 将芥菜洗净,放入沸水锅中焯烫一下,取出沥水,切成丝;毛豆仁放清水锅内煮熟,捞出。

❷ 坐锅点火,放入植物油烧热,下入姜丝炒香,放入芥菜丝煸炒片刻,取出装盘。

❸ 香菇煮至熟,沥水,切成细丝,放在芥菜丝上,再加入毛豆仁,撒上精盐、味精、白糖拌匀,码放在盘内,撒上熟花生仁即可。

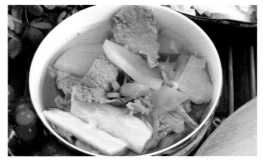

芥菜牛肉汤

🍲 **原料** 牛肉250克,芥菜500克。

🍲 **调料** 生姜30克,精盐、胡椒粉各适量,植物油2大匙。

✄ **制作步骤**

❶ 将生姜去皮、洗净,切成片,备用。

❷ 将牛肉洗净,切成片;芥菜洗净,待用。

❸ 将牛肉片、芥菜、生姜及植物油、精盐放入开水锅内,用大火煮沸片刻,趁热撒入胡椒粉调味即成。

芥菜马蹄炖排骨

🍲 **原料** 排骨250克,芥菜200克,马蹄6个。

🍲 **调料** 蒜蓉25克,生抽5小匙,精盐、味精各1大匙,料酒5小匙,白糖、植物油各1大匙。

✄ **制作步骤**

❶ 排骨洗净,剁成小块;芥菜洗净,切成小段;马蹄去皮,用淡盐水浸泡片刻,取出,切成滚刀块。

❷ 将排骨块、芥菜段、马蹄块分别放入沸水锅内氽烫一下,捞出沥水。

❸ 净锅置火上,加入植物油烧热,爆香蒜蓉,加入排骨、芥菜、马蹄、生抽、精盐、味

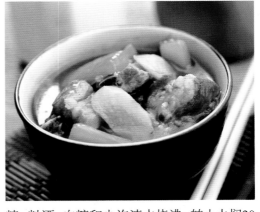

精、料酒、白糖和少许清水烧沸,转小火焖20分钟至熟,出锅即可。

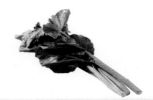

芥蓝 jielan

芥蓝是蔬菜中最强有力的抗癌成分，经常食用还有降低胆固醇、软化血管、预防心脏病的功能。

别 名	中医食性	不适用者	适用者
紫芥蓝、芥蓝菜	性辛、味甘	阳痿患者	一般人群均可，尤其适合高胆固醇者

营养分析

芥蓝中富含水分、膳食纤维、糖类等，还含有维生素A、维生素C、维生素E、萝卜素及钙、镁、磷、钾等微量元素和矿物质，是甘蓝类蔬菜中营养比较丰富的一种。

营养优势

芥蓝中含有丰富的硫代葡萄糖苷，它的降解产物叫萝卜硫素，是蔬菜中最强有力的抗癌成分，经常食用可降低胆固醇、软化血管，预防心脏病。芥蓝中含有的奎宁，能起到消暑解热的作用。芥蓝中还含有大量的膳食纤维，能防止便秘。

营养吃法

芥蓝的花苔和嫩叶品质脆嫩，爽而不硬，脆而不韧，以炒食最佳，也适用于拌、烧，做配料、汤料等。芥蓝有苦涩味，炒时加入少量糖和酒，可以改善口感。芥蓝梗粗不易熟透，烹制时加入的汤水要比一般菜多，炒的时间要长些，才能更好保持菜里的水分。

选购储存

❶**选购：**选择芥蓝时最好选秆身适中的，选择叶片浓绿、叶片整齐、圆滑鲜嫩，且没有黄叶和老化的，还要注意是否有病虫害。

❷**储存：**以报纸包裹后放在冰箱保存。

搭配宜忌

宜：芥蓝是蔬菜中含维生素较多的蔬菜，与富含蛋白质、氨基酸的牛肉一起吃，既营养丰富，又温中利气。

忌：芥蓝中含有较多的维生素C，而黄瓜中含有一种能够破坏维生素C的分解酶，最好不要一起食用。

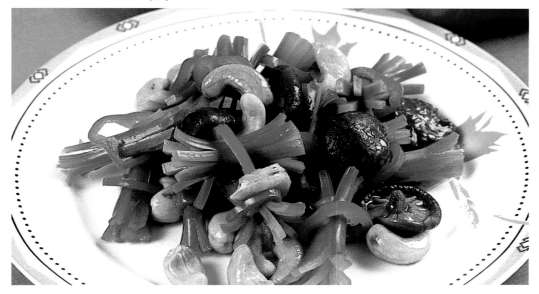

芥蓝腰果炒香菇

🍃 原料　芥蓝400克，熟腰果、水发香菇各50克，红辣椒圈适量。

🍃 调料　蒜片5克，味精、鸡精各少许，精盐、白糖、水淀粉各1小匙，植物油1大匙。

🎀 制作步骤

❶ 将芥蓝去根，取茎部，切成小段，用红辣椒圈串上，下入沸水锅中焯水，捞出，沥水。

❷ 锅中加入油烧热，用蒜片炝锅，放入芥蓝串、水发香菇，炒匀，下入精盐、白糖、鸡精、味精调味，水淀粉勾芡，撒上腰果，出锅即成。

芥蓝排骨汤

🍃 原料　排骨300克，芥蓝100克，玉米笋50克，虾仁30克。

🍃 调料　精盐、胡椒粉、鸡精、白糖、料酒、酱油、各适量，植物油2大匙，高汤1000克。

🎀 制作步骤

❶ 排骨洗净，剁成小段；芥蓝去皮、洗净，切成滚刀块，焯烫一下，捞出；玉米笋、虾仁分别洗净。

❷ 锅中加入植物油烧热，下入排骨块煸炒，烹入料酒，加入酱油炒至上色。

❸ 再放入玉米笋、虾仁、芥蓝块炒匀，添入

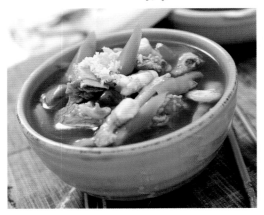

高汤炖熟，加入精盐、鸡精、胡椒粉调味，装碗即可。

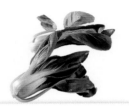

油菜 youcai

油菜颜色深绿，帮如白菜，属十字花科白菜变种。不但是良好的食用植物油，而且在工业上也有广泛的用途。

别 名	中医食性	不适用者	适用者
油白菜、苦菜	性温、味辛	肾炎、肾结石患者。	一般人群均可

⑥ 营养分析

油菜含多种维生素，如维生素A、维生素C、维生素D和维生素E，是人体脂溶性维生素的重要来源，尤其是维生素E的含量极其丰富。油菜还含有多种矿物质及氨基酸。

⑥ 营养优势

油菜营养价值很高，常食油菜能降低血脂、促进血液循环、解毒消肿、增强机体免疫力、美容保健。油菜含有大量植物纤维素，有润肠通便之效，能预防便秘，从而预防肠道肿瘤。

⑥ 选购储存

❶ 选购：油菜购买时要挑选新鲜、油亮、无虫、无黄叶的嫩油菜，用两指轻轻一掐即断者为佳。

❷ 储存：油菜不宜长期保存，放在冰箱中可保存24小时左右。

⑥ 营养吃法

油菜下锅前用开水焯一下，可以除去苦味。

油菜的食用方法较多，可炒、烧、炝、扒、油菜心可做配料，如"蘑菇油菜"、"扒菜心"、"海米油菜"等。

吃剩下的熟油菜过夜以后就不宜再食用了，以免其中的亚硝酸盐沉积，可能诱发癌症。

搭配宜忌

宜：油菜与香菇同食，可预防癌症；油菜与虾仁同食，可增加钙吸收、补肾壮阳；油菜与豆腐同食，可止咳平喘，增强机体免疫力。

忌：油菜与山药同食，会影响营养素的吸收；油菜与南瓜同食，会降低油菜的营养价值。

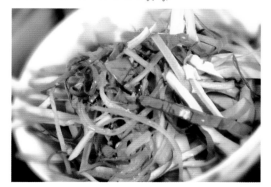

油菜叶拌豆丝

🔺原料 油菜叶100克，豆腐丝50克。

🔺调料 精盐、白糖、香油各1小匙，鸡精少许。

✂ 制作步骤

❶ 将油菜叶清洗干净，放沸水锅中烫熟（见颜色变深绿）即捞出，摊凉，沥水，切成4厘米长的细丝。

❷ 豆腐丝放锅中加适量水，加入少许食碱，置火上煮开数分钟，捞出，晾凉后，切成4厘米长的段。

❸ 将油菜丝、豆腐段一起放入盘内，加入精盐、白糖、香油、鸡精拌匀即成。

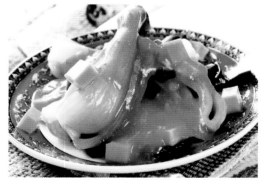

咸蛋黄扒油菜

🔺原料 油菜500克，咸鸭蛋4个。

🔺调料 葱末10克，精盐、味精、鸡精各1/2小匙，水淀粉2小匙，植物油3大匙。

✂ 制作步骤

❶ 油菜洗净，放入沸水中略焯，捞出沥干；咸鸭蛋煮熟，取蛋黄，切成1厘米见方的丁。

❷ 锅中加入植物油烧至五成热，放入油菜、精盐、味精炒匀，出锅，整齐地摆入汤盘中。

❸ 另起锅，加入适量清水烧沸，放入咸蛋黄、葱末、精盐、鸡精烧沸，用水淀粉勾芡，出锅浇在油菜上即可。

栗子扒油菜

🔺原料 油菜250克，熟板栗肉200克，香菇50克，胡萝卜片少许。

🔺调料 姜片5克，精盐、白糖、胡椒粉、蚝油、淀粉、酱油、料酒、香油、清汤、植物油各适量。

✂ 制作步骤

❶ 香菇去蒂、洗净，切成两半；熟板栗肉切成两半；油菜洗净，放入沸水锅中焯烫一下，捞出。

❷ 锅中加入植物油烧热，放入油菜，加入精盐、味精炒匀，码放入盘中垫底。

❸ 锅中加油烧热，爆香姜片，再放入香菇、栗子肉、胡萝卜片、精盐、白糖、胡椒粉、蚝

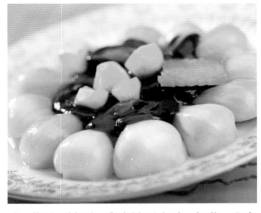

油、酱油、料酒、香油扒至入味，勾芡，盛在油菜上。

青椒 qingjiao

青椒营养丰富，辣味较淡，根底甚至不辣，作蔬菜食用而不是作为调味料。

别 名	中医食性	不适用者	适用者
柿子椒、灯笼椒、菜椒	味辛、性热	溃疡、食管炎、咳喘患者。	一般人群均可

ᏻ 营养分析

青椒含有丰富的维生素和矿物质，其维生素C的含量是番茄含量的10倍左右，在蔬菜中占首位。此外，青椒还含有辣椒素（一种抗氧化物质）、番茄素等营养成分。

ᏻ 营养吃法

炒青椒不要用酱油，如果用酱油，菜色就会变暗，味道也不清香。用急火快炒，既可以减少对维生素C的破坏，又可使青椒保持原有的颜色及味道。

ᏻ 营养优势

青椒含有维生素，能增强体力、缓解疲劳、增进食欲，对防治坏血病，对牙龈出血、贫血等有辅助治疗作用。更重要的是，其所含的辣椒素是一种抗氧化物质，能终止组织细胞的癌变过程，降低癌症的发生率。

ᏻ 选购储存

❶ **选购**：青椒应选择熟度适宜、果肉肥厚、果型一致、大小均匀和无腐烂、虫蛀、病斑、有弹性为佳。

❷ **储存**：装进保鲜袋中，封严袋口，放进4℃的环境中，可储存半个月。

搭配宜忌

宜：青椒宜与谷类、鸡蛋、猪肝同食，谷类中所含有的维生素E可以防止维生素C被氧化，有利于人体吸收营养。

忌：青椒与黄瓜同食，会影响人体对维生素C的吸收，降低其营养价值。

防癌抗癌食疗偏方 1

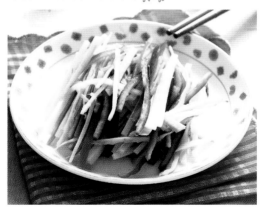

防癌抗癌食疗偏方 2

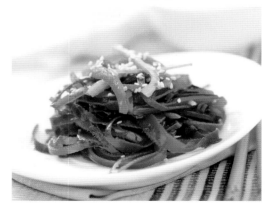

青椒藕丝

🍲 **原料** 青椒、莲藕100克。

🍲 **调料** 精盐、味精、植物油各适量。

🎀 **制作步骤**

❶ 将青椒去蒂、去子，洗净，切成丝。

❷ 莲藕去皮、洗净，切成丝，备用。

❸ 炒锅置火上，倒入植物油烧至八成热，下入藕丝、青椒丝翻炒，再加入精盐炒至藕丝八成熟时，放入味精颠炒均匀，出锅装盘即可。

芝麻双丝海带

🍲 **原料** 海带丝、青尖椒、红尖椒各150克。

🍲 **调料** 熟芝麻、精盐、酱油、醋、白糖、姜、葱、辣椒粉、香油各适量。

🎀 **制作步骤**

❶ 将红、青尖椒去蒂、籽，洗净，切成丝；海带丝洗净，分别放入开水中焯一下捞出，过凉开水，沥干水分。

❷ 将海带丝、红青椒丝倒入盘中，放入精盐、酱油、醋、白糖、姜末、辣椒粉、香油，搅拌均匀，装入盘中，撒入熟芝麻即可食用。

鸡蛋炒青椒

🍲 **原料** 鸡蛋2个，青椒400克。

🍲 **调料** 姜末5克，葱末10克，精盐1小匙，味精1/2小匙，花椒水2小匙，植物油50克。

🎀 **制作步骤**

❶ 将青椒去蒂、去籽，洗净，切成块；鸡蛋磕入碗内，加入适量精盐、味精搅匀。

❷ 锅中加油烧至七成热，倒入蛋液略炒一下，出锅装盘。

❸ 锅中留底油烧至六成热，放入葱末、姜末炒香，再放入青椒、花椒略炒，然后放入炒好的鸡蛋，加入精盐炒熟，淋入明油即可。

防癌抗癌食疗偏方 3

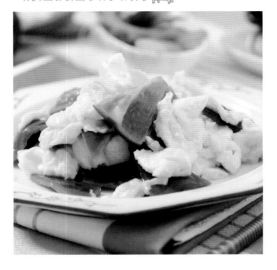

绿豆芽 lǜdouya

绿豆芽，即绿豆的芽，绿豆芽的营养价值比绿豆更大。常食绿豆芽，可以起到清肠胃、解热毒、洁牙齿的作用。

别 名	中医食性	不适用者	适用者
豆芽菜、银针	性凉、味甘	脾胃虚寒者	一般人群均可

⊙营养分析

绿豆在发芽过程中，维生素C会增加很多，而且部分蛋白质会分解成易被人体吸收的游离氨基酸，可达到绿豆原含量的7倍。绿豆芽中还含有丰富的膳食纤维，以及多种维生素和矿物质等。

⊙营养优势

绿豆芽中所含的叶绿素能有效分解致癌物质，具有很好的防癌作用。经常食用绿豆芽对口腔溃疡、维生素C缺乏引起的疾病、肥胖、高血压、高脂血症、糖尿病等都有辅助治疗作用，并有预防小儿及老年人便秘的功效。

⊙营养吃法

炒绿豆芽时应热锅快炒，减少维生素C的损失。绿豆芽性寒，烹调时宜配上一点姜丝，可以中和它的寒性；加入一点醋，可防止维生素B₁及维生素C流失，还可以加强减肥作用。

⊙选购储存

❶**选购**：质量好的绿豆芽略显黄色，不太粗，水分适中，无异味，以6厘米的长度为最好。

❷**储存**：如果需要保存，可以将豆芽装入塑料袋密封好，再放入冰箱，最好不要超过两天。

搭配宜忌

宜：绿豆芽与鸡肉同食，可以降低心脑血管疾病的发病率；绿豆芽与猪肚同食，可以提高人体免疫力。

忌：绿豆芽中含有维生素C，猪肝中含铜，铜会加速维生素C氧化，失去其营养价值。

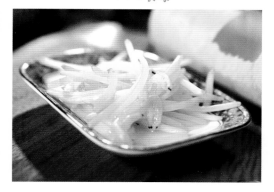

海米绿豆芽

🍲 **原料** 绿豆芽400克,海米15克。

🍲 **调料** 植物油25克,葱、姜丝共10克,精盐4/5小匙,鸡精1/5小匙,料酒1小匙。

✂ **制作步骤**

❶ 将海米用温水泡洗干净至软;绿豆芽掐去两头,洗净。

❷ 取干净炒锅烧热,倒入植物油烧至油温七八成热时,将葱丝、姜丝炸出香味,将绿豆芽倒入略炒,放入海米及精盐、鸡精、料酒、醋,翻炒均匀入味,出锅装盘即可。

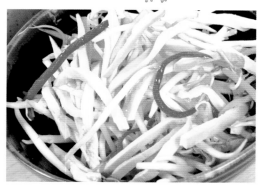

绿豆芽拌干丝

🍲 **原料** 五香豆腐干100克,绿豆芽250克。

🍲 **调料** 酱油1大匙,香油、糖各1小匙,精盐2/5小匙,味精1/4小匙。

✂ **制作步骤**

❶ 豆腐干切成细丝;绿豆芽去根洗净,沥干水分。

❷ 将水烧沸,下豆腐干丝,再烧沸,捞出沥去水分,放碗中。

❸ 将绿豆芽倒入煮干丝的锅中,水沸立即捞出,沥去水分,放入装干丝的碗中,加入麻油、糖、味精、精盐、酱油拌好即成。

绿豆芽甜椒汤

🍲 **原料** 绿豆芽200克,甜椒50克,韭菜25克。

🍲 **调料** 精盐、香油、味精、清汤各适量。

✂ **制作步骤**

❶ 将绿豆芽掐去两端,洗净沥干;韭菜择洗干净,切成4厘米长的段;甜椒洗净,去蒂及子,切丝备用。

❷ 坐锅点火,加入清汤烧开,依次放入绿豆芽、甜椒丝、韭菜段煮至断生,再用精盐、味精、香油调好口味,即可装碗上桌。

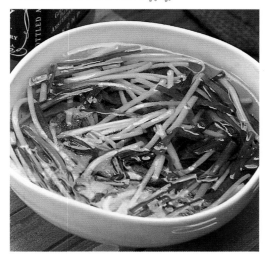

黄豆芽 **huangdouya**

黄豆芽虽源于黄豆，但营养却更胜黄豆一筹。是一种营养丰富，味道鲜美的蔬菜，是较多的蛋白质和维生素的来源。

别 名	中医食性	不适用者	适用者
清水豆芽、黄卷	性凉、味甘	腹泻、脾胃虚寒者	一般人群均可

ⓖ 营养分析

黄豆芽是一种营养丰富，味道鲜美的蔬菜，其所含的热量较低，水分和膳食纤维较高，还含有优质植物性蛋白质、丰富的维生素和矿物质。据研究，黄豆在发芽4～12天时维生素C的含量最高。

ⓖ 营养优势

黄豆芽所含营养丰富，常食可增强机体的抗病毒、抗癌的能力，防治动脉硬化、老年高血压，还能健脑、抗疲劳，使头发保持乌黑发亮，且对面部雀斑亦有较好的淡化作用。

ⓖ 营养吃法

烹调黄豆芽的过程要迅速，急速快炒或用沸水略氽后立刻取出食用。切不可加碱，要加少量食醋，这样才能减少维生素C及B族维生素的损失，还能去除涩味，保持豆芽爽脆鲜嫩。

ⓖ 选购储存

❶**选购：**顶芽大，须根长而自然，茎体瘦小；根部呈白色或淡褐色，头部显淡黄色，色泽艳；芽身挺直，长短合适者为佳。

❷**储存：**黄豆芽的缺点是不能隔夜，所以最好买来当天就吃，如果需要保存，可以将购买的豆芽装入塑料袋密封好，放入冰箱冷藏，可以保存1天。

搭配宜忌

宜：黄豆芽配豆腐炖排骨汤，对脾胃火气大、消化不良者很适宜。

忌：黄豆芽不要和猪肝同食，不利于营养吸收；切记勿食用无根豆芽，因无根豆芽在生长过程中喷洒了除草剂，对人体有害。

防癌抗癌食疗偏方 1

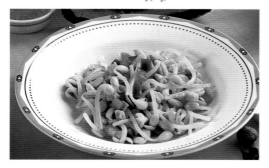

鸡丁黄豆芽

🔺原料 黄豆芽300克, 鸡胸肉100克, 海米30克, 红尖椒丁、青尖椒丁各15克。

🔺调料 葱花5克, 精盐、白糖各1小匙, 味精1/2小匙, 香油2大匙。

🎀 制作步骤

❶ 鸡胸肉洗净, 切成方丁, 放入沸水锅中焯熟, 捞出沥水; 海米放入碗中, 加入热水泡发。

❷ 黄豆芽漂洗干净, 放入沸水锅中焯烫至熟, 捞出过凉, 沥去水分。

❸ 黄豆芽、鸡肉丁放入容器中, 加入葱花、青椒丁、红尖椒丁、海米, 再加入精盐、白糖、味精、香油调拌均匀, 装盘上桌即可。

防癌抗癌食疗偏方 2

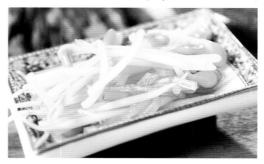

黄豆芽炒粉条

🔺原料 黄豆芽350克, 粉条50克。

🔺调料 葱丝、姜丝各10克, 精盐1小匙, 白糖、味精各1/2小匙, 鲜汤4大匙, 酱油1大匙, 植物油2大匙。

🎀 制作步骤

❶ 将黄豆芽去掉须根, 用清水洗净; 粉条用温水浸泡至软, 沥去水分, 切成小段。

❷ 炒锅置火上, 加入植物油烧至六成热, 放入葱丝、姜丝炸出香味, 放入黄豆芽炒匀。

❸ 加入料酒、鲜汤、精盐、味精、酱油、白糖调好口味, 放入粉条炒拌均匀, 出锅装盘即成。

黄豆芽菜鱼尾汤

🔺原料 黄豆芽600克, 草鱼尾380克。

🔺调料 料酒2大匙, 生姜1块, 精盐适量, 植物油2小匙。

🎀 制作步骤

❶ 将黄豆芽去根, 洗净, 滴干水, 放入热锅中(不用油)炒软, 铲起, 待用。

❷ 将生姜去皮洗净, 切片, 待用。

❸ 草鱼尾去鳞洗净, 放入少许精盐腌15分钟, 下油起锅, 放鱼尾及姜片, 煎至鱼尾两面微黄。

❹ 将原料一起放入砂煲内, 加入开水适量,

防癌抗癌食疗偏方 3

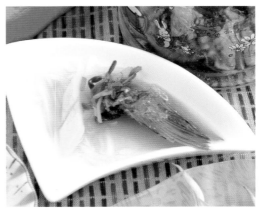

先用大火煮沸后, 改用小火慢煲半小时, 烹入料酒, 最后以精盐适量调味即可。

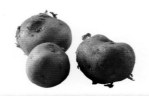

马铃薯 malingshu

马铃薯是现今人类社会的四大粮食作物之一，仅次于水稻、玉米和小麦。

别名	中医食性	不适用者	适用者
马铃薯、洋芋	性平、味甘	孕妇慎食	一般人群均可

⊙ 营养分析

马铃薯水分多、脂肪少，含有丰富的B族维生素及大量的优质纤维素，还含有微量元素、氨基酸、蛋白质、优质淀粉、矿物质等营养元素。除此以外，马铃薯还含有胡萝卜素和抗坏血酸。

⊙ 营养优势

马铃薯所含的膳食纤维具有润肠通便的作用，可以预防肠癌的发生。另外，马铃薯是高钾低钠食品，很适合水肿型肥胖者食用。马铃薯含蛋白质低、含钾量高，不会使血糖增高，适合肾病、糖尿病患者食用。

⊙ 营养吃法

马铃薯皮里含有的生物碱为有毒物质，因此食用时一定要去皮，特别是要削净已变绿的皮。此外，发了芽的马铃薯更有毒，食用时一定要把芽和芽根挖掉，并放入清水中浸泡，炖煮时宜用大火。

⊙ 选购储存

❶ **选购：** 应选个头结实、无出芽、无烂腐的马铃薯。

❷ **储存：** 可放在干燥、通风的地方储存。马铃薯去皮后，若一时不用，可以放入冷水中浸泡，并向水中滴几滴醋，可以使马铃薯保持洁白。

搭配宜忌

宜：马铃薯与豆角同食，可以防止急性胃炎、呕吐、腹泻；马铃薯与牛肉同食，可以起到保护胃黏膜的作用。

忌：马铃薯与石榴同食，会引起中毒；马铃薯与番茄同食，会导致消化不良。

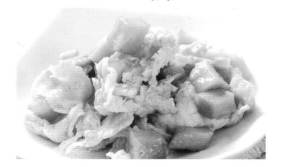

鸡蛋马铃薯丁

⛰原料 马铃薯250克,鸡蛋2个。

⛰调料 精盐1/2小匙,葱末、味精、香油各适量。

✄制作步骤

❶ 将马铃薯去皮、洗净,切成小块;鸡蛋打入碗内,加入少许精盐,打散备用。

❷ 锅中加水烧开,放入马铃薯块焯熟,捞出沥干,用剩余的精盐拌匀,待用。

❸ 另起锅,加油烧热,先爆香葱末,再放入鸡蛋液炒熟,然后放入马铃薯块,加入味精、香油炒熟,即可出锅装盘。

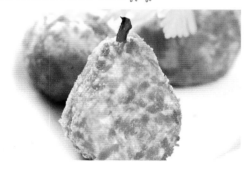

象生雪梨

⛰原料 马铃薯260克,熟火腿肉25克,三鲜馅250克,面包渣适量。

⛰调料 精盐、鸡精各少许,植物油适量。

✄制作步骤

❶ 将马铃薯洗净,上笼蒸熟,取出去皮,压成蓉泥,备用。

❷ 将马铃薯蓉泥加入精盐、鸡精揉匀,分成10等份,包入三鲜馅料,做成梨形,再把火腿切成条插入作柄,然后在"梨"的表面粘裹上面包渣,待用。

❸ 锅内放入植物油烧热,下入梨坯炸至表面呈金黄色馅料已熟时,出锅装盘即成。

马铃薯三丝清汤

⛰原料 马铃薯300克,胡萝卜1根,青椒4个,芹菜50克。

⛰调料 葱花5克,精盐适量,胡椒粉、米醋各少许,高汤8杯,植物油2大匙。

✄制作步骤

❶ 将马铃薯去皮、洗净,切成丝,放入清水中,备用。

❷ 将胡萝卜去皮、洗净,切成丝;青椒去蒂、去籽,洗净,切成丝;芹菜择洗干净,切段,待用。

❸ 锅中放入植物油烧热,下入葱花、马铃薯

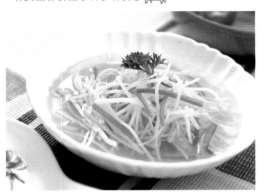

丝、胡萝卜丝、青椒丝、芹菜段、米醋炒匀,再注入高汤,加入精盐,用小火煮15分钟,撒入胡椒粉调味即可。

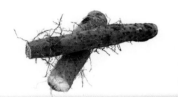

山药 shanyao

现国内有四个地方的山药已申请了国家地理标志保护产品，分别是长山山药、铁棍山药、陈集山药、佛手山药。

别　名	中医食性	不适用者	适用者
薯蓣、薯药、大薯	性凉、味甘	大便燥结者	一般人群均可

营养分析

山药中富含大量蛋白质、B族维生素、维生素C、维生素E、淀粉及钙、磷、铁、胆汁碱、尿囊素、皂甙、糖蛋白、鞣质、山药碱、胆碱、薯蓣皂等，新鲜块茎中含有黏液质、消化酵素等。

营养优势

山药能够供给人体大量的黏液蛋白，能预防心血管系统的脂肪沉积，保持血管的弹性。山药对于身体虚弱、食欲缺乏、消化不良、糖尿病等亏虚型患者均有较好的食疗保健作用。此外，山药还有抗肿瘤的作用。

营养吃法

山药皮中所含的皂角素或黏液里含的植物碱会使少数人引起过敏反应而发痒，处理山药时应避免直接接触。

山药宜去皮食用，以免产生麻、刺等异常口感。

选购储存

❶**选购**：挑选表皮无伤痕、薯块完整、颜色均匀、不干枯、无根须的为佳。大小相同的山药，较重的更好。

❷**储存**：若整支山药没有切开，可放在阴凉通风处。如果切开了，盖上湿布保湿，也可放入冷藏室保鲜。

搭配宜忌

宜：冬季多食山药对身体有补益。

忌：山药与香蕉、柿子等同时会引起腹痛、胃胀、呕吐等；食猪肝后，不宜食山药，否则会破坏山药中的维生素C，降低山药的营养价值；山药不可与碱性食物同食；山药不可生食，会导致中毒。

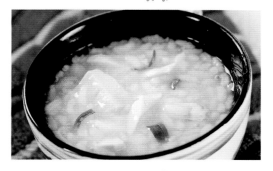

山药豆腐粥

🔹 **原料** 大米100克，豆腐50克，山药20克。

🔹 **调料** 精盐少许。

✂️ **制作步骤**

❶ 将山药放入清水中浸泡12小时，去皮、洗净，切成薄片；豆腐洗净、切丁；大米淘洗干净，备用。

❷ 铝锅上火，加入适量清水，先放入大米、山药、豆腐丁，用大火烧沸，再转小火煮约35分钟，以精盐调味即可出锅装碗。

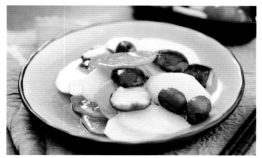

山药炒香菇

🔹 **原料** 山药300克，鲜香菇、胡萝卜各100克，红枣10枚。

🔹 **调料** 葱段10克，精盐1小匙，酱油1/2大匙，胡椒粉1/2小匙，植物油2大匙。

✂️ **制作步骤**

❶ 胡萝卜去皮、洗净，切片；香菇去蒂、洗净，片成薄片；红枣洗净、泡软；山药去皮、洗净，切片，再放入清水盆中，加少许精盐浸泡。

❷ 锅中加油烧热，先下入葱段炒香，再放入山药、香菇、胡萝卜炒匀，然后加入红枣、酱油和适量清水炒至山药、红枣熟软，再放入精盐、胡椒粉炒匀至入味，即可出锅装盘。

枸杞山药炖羊肉

🔹 **原料** 羊肉500克，山药200克，枸杞子25克。

🔹 **调料** 葱段、姜片各10克，精盐2小匙，鸡精1大匙，胡椒粉、香油各少许，料酒2大匙，植物油适量。

✂️ **制作步骤**

❶ 羊肉洗净，切成小块，放入清水锅中煮沸，捞出冲净；山药去皮，洗净，切成滚刀块，用清水浸泡；枸杞子用温水泡软。

❷ 锅中加油烧热，先下入葱段、姜片炒香，再烹入料酒，添入适量清水，放入羊肉块煮开，

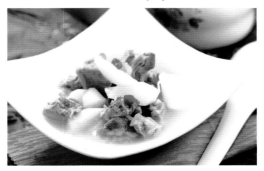

然后转小火炖至九分熟，再下入山药块、枸杞子，加入精盐、鸡精、胡椒粉调味，续炖25分钟至软烂，最后拣出葱段、姜片，起锅倒入汤盆中，淋上香油即可。

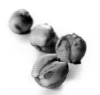

百合 baihe

百合是著名的保健食品和常用中药。因其茎有许多肉质鳞叶，片片紧紧地抱在一起，故得名"百合"。

别 名	中医食性	不适用者	适用者
百合蒜、山百合	性平、微寒	风寒咳嗽、虚寒出血、脾胃不佳者	一般人群均可

☉ 营养分析

百合除含有淀粉、蛋白质、脂肪及钙、磷、铁、维生素B$_1$、维生素B$_2$、维生素C等维生素和矿物质外，还含有秋水仙碱等多种生物碱。

☉ 营养吃法

将鲜百合的鳞片剥下，撕去外层薄膜，洗净后在沸水中浸泡一下可除去苦涩味。

☉ 营养优势

百合所含的营养成分综合作用于人体，不仅具有增强体质、养心安神、润肺止咳及良好的营养滋补功效，而且在肿瘤的预防和治疗方面，百合对各种癌症都有较好的疗效，并能缓解化疗、放疗后的反应。因此说，百合既是美味佳肴，又是抗癌良药。

☉ 选购储存

❶ **选购**：新鲜百合以个大、瓣匀、肉质厚、呈白色或淡黄色，剔除杂质、无烂心或霉变者为佳；干百合以干燥、无杂质、肉厚且晶莹透明者为佳。

❷ **储存**：百合喜温怕冷，不耐风吹，因此尽量现买现吃，如果食用不完，可用保鲜袋塑封，放入冰箱中。

搭配宜忌

宜：百合与鸡蛋或绿豆同食，具有养阴润肺，清心安神的功效；百合与蜂蜜同食，能补肺润燥、排毒养颜。

忌：百合与羊肉同食，易导致腹泻。

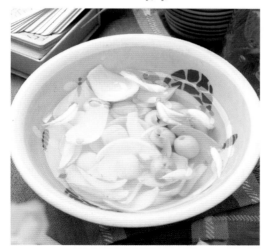

百合莲子糖水

🔺原料 鲜百合500克, 干莲子300克。

🔺调料 冰糖适量。

✂ 制作步骤

❶ 干莲子加水浸泡1小时, 洗净去心。

❷ 百合洗净, 待用。

❸ 将莲子、百合和适量清水一起放入锅内, 大火煮开后改小火煮40分钟。加入冰糖煮至完全溶化即可。

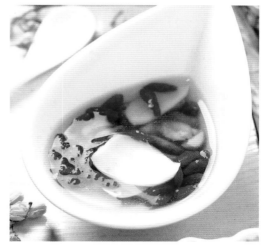

百合花生露

🔺原料 鲜百合、花生各50克, 枸杞子5克。

🔺调料 红糖、湿淀粉适量。

✂ 制作步骤

❶ 花生提前泡透, 洗净; 百合撕瓣洗净; 枸杞子泡透洗净。

❷ 锅内烧开清水, 投入花生、鲜百合, 用中火煮20分钟。

❸ 放入枸杞子、红糖、湿淀粉, 搅匀即可。

百合玉竹粥

🔺原料 大米100克, 百合、玉竹各20克。

🔺调料 冰糖2大匙。

✂ 制作步骤

❶ 百合去掉根, 掰取百合花瓣, 用清水洗净, 放入沸水锅内焯烫一下, 捞出沥水。

❷ 玉竹用清水浸泡并洗净, 改刀切成4厘米长的小段; 大米淘洗干净。

❸ 把百合瓣、玉竹段放入净锅内, 再加入大米和适量清水。

❹ 把锅置大火上烧沸, 用小火煮45分钟至粥熟, 加入冰糖煮至溶化, 出锅即成。

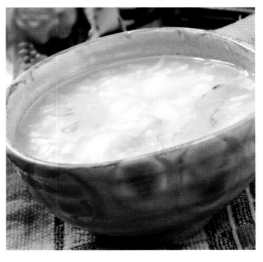

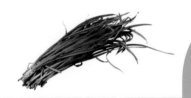

韭菜 jiucai

在中医里，有人把韭菜称为"洗肠草"，具有健胃提神、止汗固涩等功效。

别 名	中医食性	不适用者	适用者
扁菜、长生草、壮阳草	性温，味甘、辛	脾胃虚弱者	一般人群均可

⊙ 营养分析

韭菜的主要营养成分有维生素C、维生素B_1、维生素B_2、烟酸、胡萝卜素、碳水化合物及矿物质。韭菜还含有丰富的纤维素，其含量比大葱和芹菜都高。此外，韭菜含有挥发性的硫化丙烯，因此具有辛辣味。

⊙ 营养吃法

隔夜的炒韭菜里面含有大量的致癌物质亚硝酸盐，食用后对健康十分不利，有致癌的危险。

⊙ 营养优势

韭菜不但是调味的佳品，而且还是营养丰富的佳蔬良药。韭菜含有较多的膳食纤维，能增进胃肠的蠕动，有效地预防习惯性便秘和肠癌，同时又能减少对胆固醇的吸收，起到预防和治疗动脉硬化、冠心病等疾病的作用。

⊙ 选购储存

❶ **选购：**叶直、鲜嫩、翠绿的韭菜比较新鲜。

❷ **储存：**用绳将韭菜捆成捆，根朝下放在水盆里，能使韭菜在短时间内不干、不烂，一般可保存2～3天。

搭配宜忌

宜：韭菜与豆芽同食，可解除人体内的燥热，并且有补虚作用；韭菜与平菇同食，可强身健体。

忌：韭菜忌与牛奶、蜂蜜、牛肉、红酒、菠菜、白酒搭配食用。

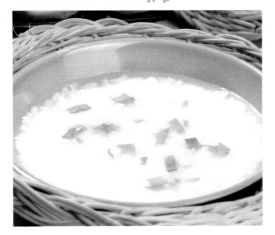

韭菜粥

🍲 **原料** 鲜韭菜30～60克（或韭菜籽5～10克），大米100克。

🍲 **调料** 精盐1/3小匙。

🎀 **制作步骤**

❶ 将鲜韭菜用清水洗净，切细（或将韭菜籽研为细末）。

❷ 将韭菜用水焯烫，备用。

❸ 先煮大米为粥，待粥沸后，加入韭菜或韭菜籽末，用精盐调味，温热食，每日2次。

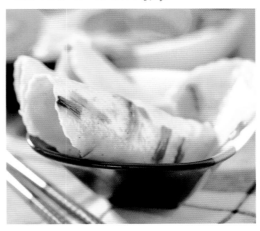

韭菜鸡蛋饼

🍲 **原料** 韭菜、面粉各100克，鸡蛋3个。

🍲 **调料** 料酒、香油各2小匙，精盐1/2小匙，五香粉1/5小匙，油50克。

🎀 **制作步骤**

❶ 韭菜择洗干净，切成小段。

❷ 面粉内加入料酒、精盐、五香粉、香油及搅散的蛋液搅匀，加入韭菜段搅匀成糊。

❸ 锅内加油烧热，舀入蛋糊，摊成圆薄饼，煎至两面呈金黄色、熟透，铲出装盘即成。

韭菜鸡蛋合子

🍲 **原料** 煎饼5张，韭菜200克，鸡蛋5个，虾皮25克。

🍲 **调料** 植物油3大匙，味精、香油各2小匙，精盐1小匙。

🎀 **制作步骤**

❶ 韭菜摘洗后切段，与虾皮和炒熟的鸡蛋一起加入调味料拌匀成馅。

❷ 煎饼切成长方形，包入馅料。

❸ 平锅上火烧热，加入适量植物油，下入煎饼合子，将两面煎成金黄色，熟透出锅，一切两段，装盘即可。

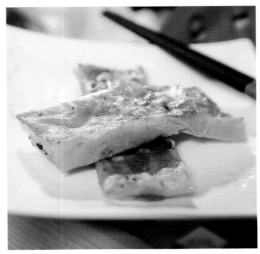

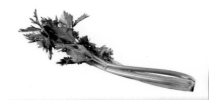

芹菜 qincai

芹菜有水芹、旱芹两种，功能相近，药用以旱芹为佳。旱芹香气较浓，又名"香芹"，亦称"药芹"。

别　名	中医食性	不适用者	适用者
药芹、水芹、旱芹	性凉，味甘、辛	脾胃虚寒、血压偏低者	一般人群均可

营养分析

芹菜富含蛋白质、碳水化合物、胡萝卜素、B族维生素、维生素C和维生素P，钙、磷、铁、钠等矿物质，叶茎中还含有药效成分的芹菜苷、佛手苷内酯和挥发油。此外，还有甘露醇和大量的纤维素等成分。

营养优势

芹菜中含有大量的纤维素，经常食用可促进消化，预防大肠癌。芹菜还具有养血补虚、清热解毒、镇静安神等作用，特别适合高血压、动脉硬化、高血糖、缺铁性贫血的患者食用，同时芹菜还是减肥的佳品。

营养吃法

芹菜叶中的维生素C含量比茎部高出7～15倍。如果加工芹菜时将根和叶全部扔掉只保留茎部，就会大大减少维生素C的摄入。

选购储存

❶ **选购**：色泽鲜绿，大小整齐，不带老梗，叶柄无锈斑、虫伤者为佳。叶色浓郁的韭菜，不宜购买。

❷ **储存**：垂直存放所保存的叶绿素含量比平放的芹菜要多，且存放时间越长，差异越大。

搭配宜忌

宜：芹菜与核桃搭配食用，具有养血、润发、明目的功效。

忌：芹菜与鸡肉同食，会伤元气；芹菜搭配兔肉，易引起脱皮；芹菜与甲鱼同食，会中毒。

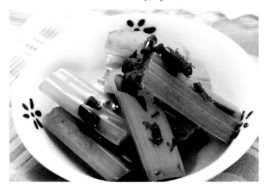

酸辣芹菜

🔺 原料 芹菜500克。

🔺 调料 精盐1/2小匙，米醋1小匙，干辣椒5克，味精、香油各适量。

✄ 制作步骤

❶ 将芹菜洗净、去叶，切成段；干辣椒剁碎，备用。

❷ 坐锅点火，加油烧热，放入芹菜段，加入少许精盐，炒熟后盛出装盘。

❸ 锅中留底油烧热，放入干辣椒末爆香，再加入剩余的精盐、米醋、味精、香油调成酸辣汁，淋在芹菜上即可。

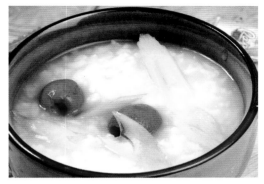

芹菜山楂粥

🔺 原料 芹菜、大米各100克，山楂20克。

🔺 调料 精盐、味精各1/3小匙。

✄ 制作步骤

❶ 大米用清水反复淘洗干净；山楂洗净，去掉果核备用；芹菜取嫩茎，用清水洗净，沥净水分，切成小块，备用。

❷ 把淘洗好的大米放入锅内，加入适量清水，置大火上烧沸，再用小火煮30分钟。

❸ 放入芹菜块和山楂，继续用小火煮10分钟，加入精盐、味精拌均匀，出锅即可。

金针菇拌芹菜

🔺 原料 金针菇250克，嫩芹菜200克。

🔺 调料 红干椒10克，花椒15粒，精盐、味精、白糖各1/2小匙，植物油2大匙。

✄ 制作步骤

❶ 金针菇去根、洗净，切成两段；红干椒洗净，去蒂及籽，切成细丝。

❷ 芹菜择洗干净，放入沸水锅中焯煮3分钟，捞出过凉，沥干水分，切成小段。

❸ 锅中加入清水烧沸，放入金针菇焯至熟透，捞出过凉，挤干水分。

❹ 芹菜段、金针菇放入容器中，加入精盐、

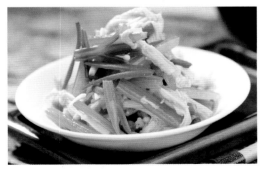

味精、白糖翻拌均匀，装入盘中。

❺ 净锅上火，加油烧至五成热，先下入花椒炸出香味，捞出不用，再关火，放入红干椒丝炒至酥脆，出锅浇在芹菜段及金针菇上即可。

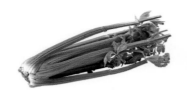

西芹 xiqin

西芹是从欧洲引进的芹菜品种，植株紧凑粗大，叶柄宽厚，实心。质地脆嫩，有芳香气味。

别　名	中医食性	不适用者	适用者
洋芹、美芹	性凉、味甘	脾胃虚寒、血压偏低者	一般人群均可

⑤ 营养分析

西芹富含蛋白质、碳水化合物，以及维生素A、维生素B_1、维生素B_2、维生素C、钙、磷、铁等多种维生素及矿物质，还含有芹菜油等营养物质。其实，西芹的叶片中所含的营养物质比叶柄要高得多。

⑤ 营养优势

西芹能够预防动脉硬化、平肝降压、利尿消肿、养血补虚，常吃西芹有助于清热解毒、防癌抗癌、去肝火、改善失眠、溶解血栓、促进血液循环，而且可使目光有神，头发黑亮。

⑤ 营养吃法

西芹的叶比茎更有营养。叶中的胡萝卜素含量是茎中的88倍、维生素B_1是茎的17倍、蛋白质是茎的11倍、西芹叶的营养不容忽视。西芹可以煮汤喝，具有美容养颜、安神助眠的功效。

⑤ 选购储存

❶ **选购**：选购西芹时色泽要鲜绿，叶柄应是厚的，茎部稍成圆形，内侧微向内凹，这种西芹品质为佳。

❷ **储存**：西芹最好竖着存放，垂直放的蔬菜所储存的叶绿素含量比水平放的蔬菜要多，且经过存放时间越长，差异越大。叶绿素中造血的成分对人体有很高的营养价值。

搭配宜忌

宜：西芹宜搭配牛肉食用，既营养，又瘦身；西芹宜搭配核桃食用，可润发明目。

忌：西芹不宜搭配螃蟹食用，会影响蛋白质的吸收；西芹不宜搭配甲鱼食用，会引起中毒现象。

防癌抗癌食疗偏方 1

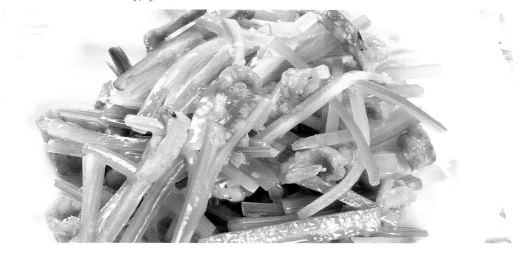

西芹爆虾干

🍚 原料 西芹400克, 虾干50克。

🍚 调料 葱末、姜末各5克, 精盐、味精、白糖各1/3小匙, 鸡粉1/2小匙, 料酒、水淀粉各1大匙, 花椒油1小匙, 植物油适量。

✂ 制作步骤

❶ 虾干用温水泡软, 加入料酒、清水, 上屉蒸5分钟, 取出。滗出蒸虾干原汁; 再把虾干用热油炸至金黄色, 捞出沥油。

❷ 西芹去根、洗净, 切成5厘米长的小段, 再切成细条。放入加有少许精盐的沸水锅中焯烫至八分熟, 捞出冲凉。

❸ 锅置火上, 放入植物油烧至六成热, 下入葱末、姜末炒香。烹入料酒, 滗入虾干汁, 加入精盐、味精、白糖、鸡粉调匀。再放入西芹条和虾干, 用大火快速翻炒至入味。用水淀粉勾薄芡, 淋入花椒油, 出锅装盘即可。

五香豆腐拌西芹

🍚 原料 西芹500克, 五香豆腐干100克, 水发海米5克。

🍚 调料 味精2/5小匙, 白糖、精盐、香油各1小匙。

✂ 制作步骤

❶ 豆干切成片, 再切成长条; 海米剁成粗粒; 西芹择洗净, 切成段, 再切成粗条, 放入沸水锅内焯一下, 捞出, 投凉。

❷ 将放入西芹条、豆干条、海米粒放入碗中, 加入香油、味精、白糖、精盐拌匀, 装入盘内即成。

防癌抗癌食疗偏方 2

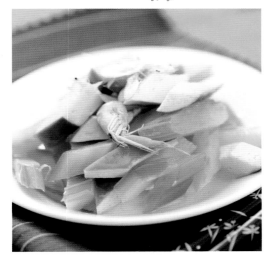

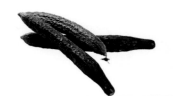

黄瓜 huanggua

黄瓜广泛分布于中国各地，并且为主要的温室产品之一。鲜黄瓜顶花带刺，瓜肉脆甜多汁，具有清香口味。

别名	中医食性	不适用者	适用者
青瓜、胡瓜、王瓜	性凉、味甘、有小毒	肝病、心血管病、肠胃病患者	一般人群均可

☞ 营养分析

黄瓜含蛋白质、脂肪、碳水化合物及维生素C、胡萝卜素、硫胺素、核黄素、烟酸、钙、磷、铁等维生素和矿物质，以及葡萄糖、半乳糖、甘露糖、果糖、咖啡酸、多种游离氨基酸和挥发油、葫芦素、黄瓜酶等。

☞ 营养优势

黄瓜的含糖量仅为1.6%，其含有丙醇二酸能抑制体内糖类物质转变为脂肪，故身体肥胖及并发高血压、高脂血的糖尿病患者可用黄瓜代替水果经常食用。此外，食用黄瓜还具有抗肿瘤、延缓衰老、安神减肥等功效。

☞ 营养吃法

黄瓜皮所含营养素丰富，我们在吃黄瓜时应当保留皮，建议在生活中黄瓜最好要生吃，这样不会使维生素损失。而且黄瓜尾部含有较多的苦味素，苦味素有抗癌的作用，所以不要把黄瓜尾部丢掉。

☞ 选购储存

❶ 选购：选购黄瓜时，带刺、挂白霜的为新摘的鲜黄瓜。条直、粗细均匀的黄瓜肉质好。

❷ 储存：黄瓜宜现吃现洗，保存时不要清洗，将黄瓜用报纸包好，然后在报纸外面用保鲜膜或保鲜袋密封，放进冰箱，可保鲜1周左右。

搭配宜忌

宜：黄瓜与莲子搭配，适宜于患糖尿病、高血压、高脂血等病的人群食用。

忌：黄瓜与花生搭配，易引起腹泻；黄瓜与辣椒、芹菜、菜花等搭配，虽对人体没有危害，但会抑制人体对维生素C的吸收。

防癌抗癌食疗偏方 1

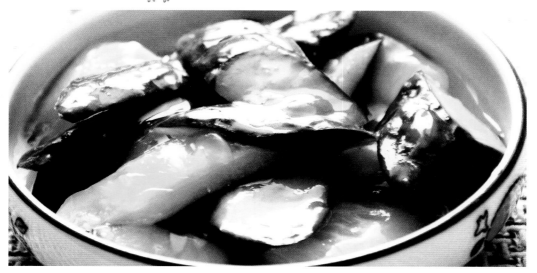

珊瑚黄瓜

🔺 **原料** 嫩黄瓜500克，咸鸭蛋黄3个。

🔺 **调料** 姜末10克，蒜3瓣，精盐、味精各少许，水淀粉、熟鸡油各1大匙，熟猪油3大匙，鸡汤150克。

🎀 **制作步骤**

❶ 将嫩黄瓜洗净，去皮，一切两半，去瓤，再切成4条，然后切成菱形块；咸鸭蛋黄切成小粒，放入碗中，加入熟鸡油调匀，入笼用大火蒸5分钟至熟，取出；蒜瓣去皮，剁成末，备用。

❷ 锅置大火上，加入熟猪油烧至六成热，先放入姜末、蒜末炒出香味，再放入黄瓜块略炒，然后加入精盐、鸡汤，用小火烧焖3分钟至入味，再放入蒸好的咸鸭蛋黄炒匀，最后加入味精，用水淀粉勾芡，出锅装盘即可。

粉丝白菜拌黄瓜

🔺 **原料** 黄瓜300克，粉丝30克，白菜、胡萝卜各25克。

🔺 **调料** 蒜末10克，香油4克，醋、酱油、味精、白糖、精盐、芥末油各适量。

🎀 **制作步骤**

❶ 把粉丝洗净，沥去水，剪成段，放入容器内，加入温水浸泡10分钟左右，至变软捞出。

❷ 黄瓜、白菜、胡萝卜均洗净，削去外皮，切成丝。

❸ 锅里放入清水烧开，下入粉丝、白菜丝、胡萝卜丝，用大火烧开，焯约1分钟，至熟透

防癌抗癌食疗偏方 2

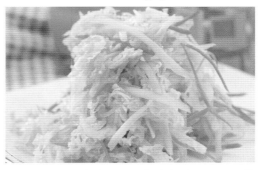

捞出，放入冷水中浸泡1分钟左右，至凉透捞出，沥去水。放入大瓷碗中，加入黄瓜丝、蒜末，再加醋、酱油、味精、白糖、精盐，淋入芥末油、香油，拌匀即可。

防癌抗癌食疗偏方 3

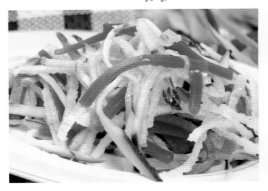

黄瓜拌梨丝

⛰ 原料 白梨250克，山楂糕、黄瓜各150克。

⛰ 调料 白糖1大匙。

🎀 制作步骤

❶ 白梨洗净，去皮及核，切成细丝，放入凉开水中浸泡。

❷ 黄瓜清洗干净，切去两头，与山楂糕均切成细丝。

❸ 将梨丝码入盘中，再放入山楂糕丝、黄瓜丝，加入白糖拌匀，即可上桌食用。

防癌抗癌食疗偏方 4

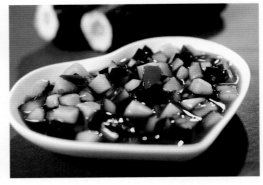

鱼香黄瓜丁

⛰ 原料 黄瓜500克。

⛰ 调料 葱花、姜末、蒜末各5克，精盐少许，白糖、酱油各2小匙，豆瓣、米醋各1大匙，水淀粉1小匙，高汤150克，植物油3大匙。

🎀 制作步骤

❶ 将黄瓜去蒂及皮，洗净，对剖成两半，挖去瓤，切成1厘米见方的丁。

❷ 锅置火上，放入植物油烧热，下入剁细的豆瓣炒出辣椒油，再加入姜末、蒜末，烹入高汤，然后放入黄瓜丁，加入白糖、精盐、酱油、米醋、葱花炒匀，用水淀粉勾薄芡即可。

黄瓜烧鸡腿

⛰ 原料 仔鸡腿300克，黄瓜100克。

⛰ 调料 姜末、蒜末各少许，精盐、胡椒粉、鲍鱼汁、香油各1/3小匙，味精、酱油各1/2小匙，白糖、鸡精、料酒各1小匙，水淀粉适量，植物油3大匙。

🎀 制作步骤

❶ 将黄瓜洗净，切成滚刀块。

❷ 仔鸡腿去骨，洗净，用刀拍松，交叉直划几刀，再切成条，加入精盐、料酒、水淀粉，码味上浆。

❸ 锅置火上，加入植物油烧至五成热，下入

防癌抗癌食疗偏方 5

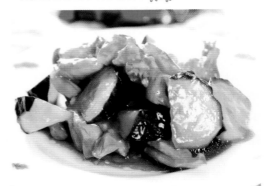

鸡腿肉条快速炒散，再加入姜末、蒜末炒香。然后放入黄瓜块，加入各种调料炒匀，用水淀粉勾芡收汁，出锅装盘即成。

防癌抗癌食疗偏方 6

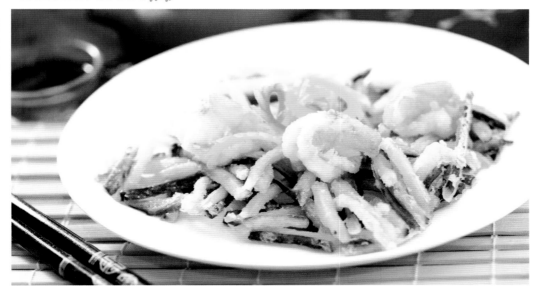

虾仁青瓜烙

🔺原料 黄瓜500克，净虾仁50克。

🔺调料 糯米粉150克，炼乳、橙汁各1大匙，精盐、味精各1/2小匙，植物油750克(约耗50克)。

✂ 制作步骤

❶ 将炼乳、橙汁放入小碗中调匀，制成味汁。

❷ 将黄瓜洗净，切成粗条，与虾仁一同放入碗中，加入精盐、味精腌至入味，再加入糯米粉抓拌均匀。

❸ 坐锅点火，加入植物油烧至七成热，放入黄瓜丝、虾仁炸至酥脆，捞出装盘，与调好的味汁一同上桌蘸食即可。

黄瓜汆里脊片

防癌抗癌食疗偏方 7

🔺原料 猪里脊肉100克，黄瓜50克。

🔺调料 精盐、味精、酱油各少许，料酒1小匙，清汤500克。

✂ 制作步骤

❶ 将猪里脊肉洗净，切成4厘米长、2厘米宽、0.2厘米厚的片。

❷ 黄瓜洗净，切成柳叶片，备用。

❸ 汤锅置大火上，加入清汤烧沸，再加入酱油、精盐、料酒烧沸，撇净浮沫，然后加入猪肉片、黄瓜片、味精烧熟，出锅装碗即可。

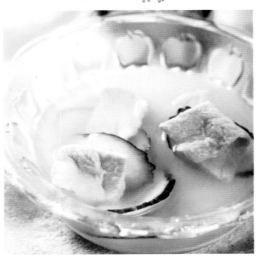

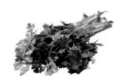

香菜 xiangcai

香菜有种特殊的香味，常被用作菜肴的点缀、提味之品，是人们喜欢食用的佳蔬之一。

别 名	中医食性	不适用者	适用者
芫荽、胡荽	性温、味辛	严重龋齿、胃溃疡、生疮者	一般人群均可

G 营养分析

香菜主要含有蛋白质、胡萝卜素、维生素C、钙、磷、铁等营养成分。其维生素C的含量比普通蔬菜高得多，其胡萝卜素的含量要比番茄、黄瓜等高出10多倍。此外，香菜还含有甘露醇、苹果酸钾等物质。

G 营养优势

香菜营养丰富，具有促进胃肠蠕动，有助于开胃醒脾、消食下气的功效。其特殊香味能刺激汗腺分泌，具有发汗透疹的作用。香菜富含维生素C和维生素A，可以起到抗癌、防癌的效果。

G 选购储存

❶**选购**：购买时宜选择颜色碧绿、菜叶没有腐烂、带根、干而未沾水者为佳。

❷**储存**：选带根的香菜，将黄叶摘掉，洗净后把香菜逐根挂在细绳上晾干（在通风处阴干，切忌曝晒），然后将香菜取下放在容器内储存。

G 营养吃法

香菜是重要的香辛菜，爽口开胃，可作为食用香料，能起到祛腥膻、增味道的独特功效。腐烂、发黄的香菜忌食，因为此时香菜已经没有香味，没有药用价值，甚至可能产生毒素。

搭配宜忌

宜：香菜与猪血搭配食用，具有补虚、止血的功效。

忌：香菜与梨同食，可能会引起腹泻、腹痛等症；香菜与动物肝脏、黄瓜同食，破坏香菜中的维生素C，使营养价值降低。

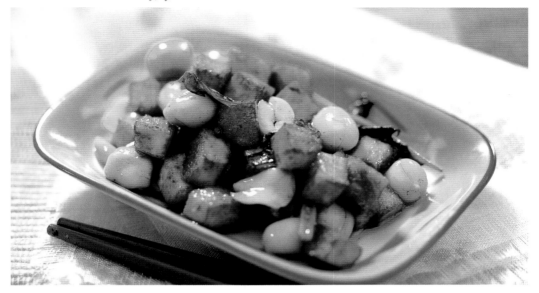

香菜花生拌卤干

🔺 **原料** 香菜150克, 熟花生70克, 五香豆干5块。

🔺 **调料** 糖、精盐、酱油、香油各2小匙, 植物油1/2大匙。

✂️ **制作步骤**

❶ 香菜洗净、去根, 放入加有精盐、植物油的开水烫熟, 捞出, 放入冷开水中泡凉, 沥干水分, 切成半寸长段, 备用。

❷ 熟花生去皮; 五香豆干洗净, 切丁备用。

❸ 将所有材料放入碗中, 加入糖、精盐、酱油、香油拌匀, 盛入盘中即可。

芫荽炖牛肉

🔺 **原料** 牛肋肉500克, 香菜100克, 鸡蛋1个。

🔺 **调料** 葱段、姜片各25克, 八角2粒, 精盐、味精各少许, 料酒2大匙, 香油2小匙, 清汤800克。

✂️ **制作步骤**

❶ 将牛肋肉去筋膜、洗净, 切成大块, 再放入沸水锅中焯出血水, 捞出冲净。

❷ 香菜择洗干净, 切成小段。

❸ 净锅上火, 加入清汤, 先下入葱段、姜片、八角、料酒、牛肉, 用大火烧沸, 再转小火炖至牛肉熟烂, 然后加入精盐、香菜段煮开, 再

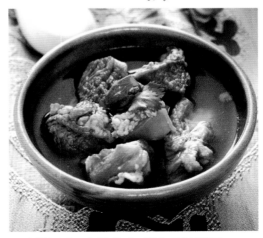

用味精调味, 出锅装碗, 淋入香油即可。

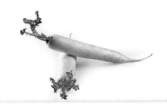

白萝卜 **bai luobo**

本草纲目称之为"蔬中最有利者"。白萝卜所含的多种酶，能分解致癌的亚硝酸胺，具有防癌作用。

别　名	中医食性	不适用者	适用者
芦菔、萝白	性凉，味辛、甘	十二指肠溃疡、慢性胃炎、胃溃疡者	一般人群均可

⊖ 营养分析

白萝卜中含有蛋白质、脂肪、糖、膳食纤维，以及钾、钠、钙、维生素C等。含有丰富的β-胡萝卜素，是同量西蓝花的3倍以上；钙的含量是同量菠菜的4倍；维生素B_1比豆豉多60%；维生素B_2是牛肉的2倍；维生素C的含量是柠檬汁的2倍。

⊖ 营养优势

白萝卜含有能诱导人体自身产生干扰素的多种微量元素，可增强机体免疫力，并能抑制癌细胞的生长，对防癌抗癌有重要意义。白萝卜含有很多消化酵素淀粉，对消化和养胃有很好的作用。

⊖ 选购储存

❶ **选购：** 以根形圆整、表皮光滑为优。

❷ **储存：** 存储时，把装有白萝卜的塑料袋放在低温、通风、不被太阳光直射的地方进行贮藏。

⊖ 营养吃法

白萝卜种类繁多，生吃以汁多、辣味少者为好，平时不爱吃凉性食物者以熟食为宜。白萝卜还可做药膳或煎汤、捣汁饮，也可做成配料和点缀。

由于白萝卜内含有硫醇和黑芥子甙，使白萝卜带有一股较强的辣味和涩味。如果烹饪前用开水烫一下，这种异味就没有了。

搭配宜忌

宜：白萝卜配以补脾胃、益气血、强筋骨的牛肉同食，可为人体提供丰富的蛋白质、维生素C等营养成分，具有补益气血的功效。

忌：白萝卜与橘同食，不利于机体健康。

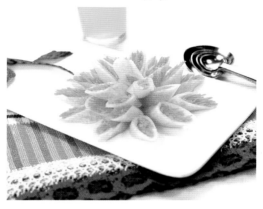

珊瑚萝卜卷

🔺 **原料** 白萝卜500克, 胡萝卜150克。

🔺 **调料** 精盐1小匙, 酸甜汁适量。

🎀 **制作步骤**

❶ 白萝卜削去外皮, 切成大薄片, 放入淡盐水中浸泡; 胡萝卜洗净去皮、去黄心, 切成细丝, 也放入淡盐水中浸泡。

❷ 把白萝卜片、胡萝卜丝用冷开水浸透, 捞出挤干水分, 再放入甜酸汁浸渍4小时, 取出。

❸ 将白萝卜逐片摊开, 胡萝卜丝做芯裹成小卷, 切成马耳朵形, 装盘上桌即成。

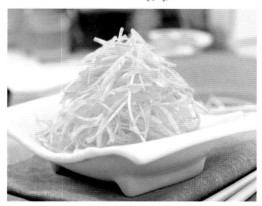

红油萝卜丝

🔺 **原料** 白萝卜400克。

🔺 **调料** 蒜片10克, 大葱15克, 精盐1小匙, 味精、白糖各1/2小匙, 辣椒油2小匙。

🎀 **制作步骤**

❶ 白萝卜切去头、根须, 洗净, 削去外皮, 切成均匀的细丝; 大葱洗净, 切成细丝。

❷ 把萝卜丝放入大瓷碗内, 加入精盐拌匀, 腌约5分钟, 再滗去水。

❸ 在装有萝卜丝的大瓷碗内加入蒜片、葱丝、味精、白糖, 淋入辣椒油, 拌匀即可。

百合萝卜粥

🔺 **原料** 大米100克, 白萝卜50克, 百合20克。

🔺 **调料** 冰糖少许。

🎀 **制作步骤**

❶ 将大米淘洗干净, 用清水浸泡1小时; 百合去黑根, 洗净, 放入清水中浸泡12小时; 白萝卜去皮, 洗净, 切成3厘米见方的薄片。

❷ 铝锅上火, 加入适量清水, 先放入大米、白萝卜片、百合, 用大火烧沸, 再转小火熬煮35分钟, 调入冰糖, 溶化拌匀即可装碗上桌。

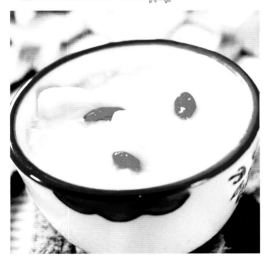

防癌抗癌食疗偏方 4

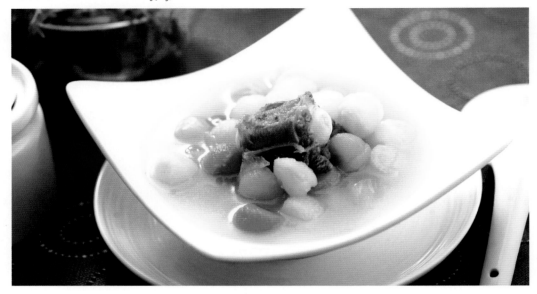

牛尾萝卜汤

🔺原料 牛尾500克，白萝卜150克，青笋100克。

🔺调料 葱段15克，姜片10克，精盐1小匙、味精1/2小匙，料酒1大匙，鸡汤350克。

✂ 制作步骤

❶ 牛尾洗净，从骨节处断开，再放入沸水锅中，加入葱段、姜片焯透，捞出冲净。

❷ 将牛尾放入汤碗中，加入料酒、精盐、葱段、姜片、鸡汤，上屉蒸约1小时至熟烂。

❸ 将白萝卜、青笋分别去皮、洗净，挖成圆球状，再用沸水煮熟，放入牛尾汤中，然后加入味精调匀，续蒸20分钟，再撇去碗中浮油，捞出葱段、姜片，即可上桌。

白萝卜炖排骨

🔺原料 白萝卜500克，猪排骨300克。

🔺调料 葱段、姜块各10克，精盐、味精、鸡精、胡椒粉各1/2小匙，料酒1小匙，鲜汤1500克。

✂ 制作步骤

❶ 将萝卜去皮、洗净，切成滚刀块。

❷ 猪排骨洗净，剁成小块，再用沸水焯烫一下，捞起，冲净备用。

❸ 坐锅点火，加入鲜汤，先下入猪排骨、白萝卜、姜块、葱段略煮，再烹入料酒，加入精盐、味精、鸡精、胡椒粉烧沸，然后撇去浮

防癌抗癌食疗偏方 5

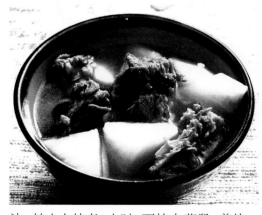

沫，转小火炖煮2小时，再拣去葱段、姜块，即可出锅装碗。

Part 4
水产类

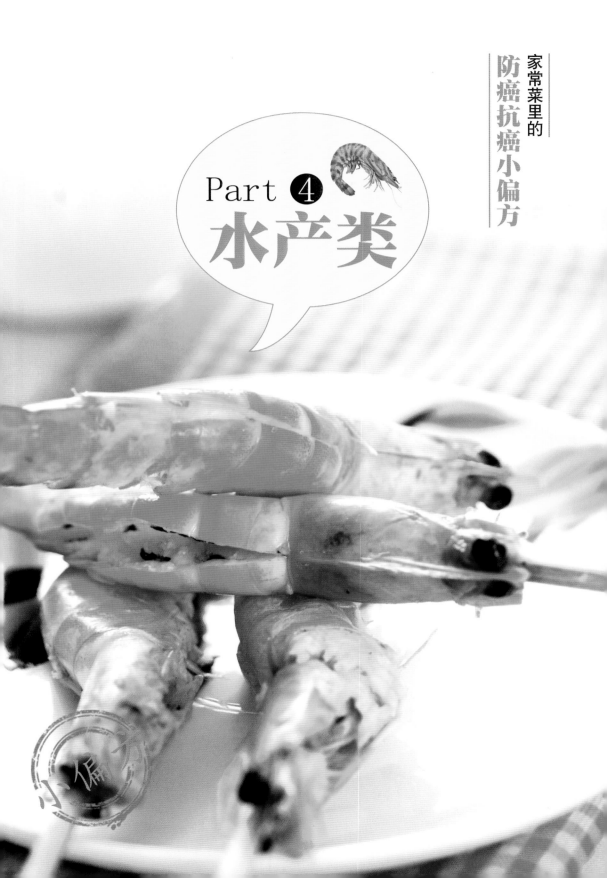

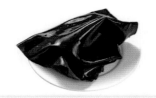

海带 haidai

海带是一种在低温海水中生长的大型海生褐藻植物，有"长寿菜"、"海上之蔬"、"含碘冠军"的美誉。

别 名	中医食性	不适用者	适用者
海菜、昆布、江白菜	性寒、味咸	甲状腺功能亢进、肠胃炎患者	一般人群均可

☾营养分析

海带中含有水分、蛋白质、脂肪、膳食纤维、碳水化合物、硫胺素、核黄素、烟酸、维生素E、钾、钠、钙、碘、镁、铁、锰、锌、磷、硒等。并且含藻胶酸(高达32%)和昆布素等营养物质。

☾营养优势

海带具有软坚化痰、清热利尿的功效。海带的提取物对各种癌细胞有直接抑制作用。常食海带可使血中胆固醇含量降低，对血管硬化、冠心病、高血压、急性肾衰竭、脑水肿、急性青光眼有一定的预防和辅助疗效。

☾营养吃法

海带不能长时间浸泡，一般说浸泡6小时左右就可以了，浸泡时间太长，海带中的营养物质会溶解于水，营养价值就会降低。在煮海带时加少许食用碱或小苏打，但不可过多，煮的时间也不宜过长。

☾选购储存

❶ **选购**：海带以叶宽厚、色浓绿或紫中微黄、无枯黄叶者为上品。另外，海带经加工捆绑后应选择无泥沙杂质，整洁干净、无霉变，且手感不粘为佳。

❷ **储存**：将海带密封后，放在通风干燥处，就可以保存很长时间。

搭配宜忌

宜：海带搭配芝麻食用，能美容养颜，防衰老；海带搭配菠菜食用，能防止结石；海带与生菜搭配，可促进人体对铁元素的吸收利用，尤其适合贫血者食用；海带与冬瓜同食，具有清热利尿、祛脂降压、延缓衰老、美容减肥的功效。

忌：吃海带后不要马上喝茶，也不要立刻吃酸涩的水果，否则会影响铁的吸收。

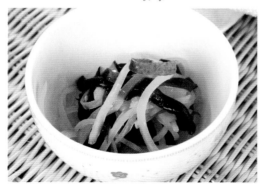

海带炒莴笋

⬆ **原料** 水发海带300克，莴笋200克。

⬆ **调料** 葱末10克，姜末5克，精盐、鸡粉各1/3小匙，料酒、植物油各1大匙。

✂ **制作步骤**

❶ 将海带洗涤整理干净，切成粗丝；莴笋去皮、洗净，切成4厘米长的丝；分别放入沸水中焯烫一下，捞出，沥干备用。

❷ 坐锅点火，加油烧至六成热，先下入葱末、姜末炒香，再放入海带丝、莴笋丝略炒，然后烹入料酒，加入精盐、鸡粉翻炒均匀，即可出锅装盘。

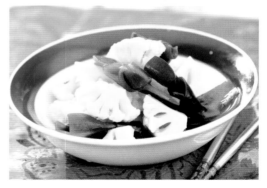

菜花焖海带结

⬆ **原料** 菜花300克，海带结150克。

⬆ **调料** 精盐1/2大匙，味精、白糖、香醋、花椒油、植物油各2小匙。

✂ **制作步骤**

❶ 菜花洗净，切成小块，放入淡盐水中浸泡10分钟，捞出沥水；海带结洗净、沥水。

❷ 锅中加入清水、白糖烧沸，下入海带结煮约10分钟至熟烂，捞出沥水。

❸ 净锅加入清水、植物油烧沸，下入菜花块，焯至熟透，捞出沥水，放入大碗中，再放入海带结，加入调料，淋入花椒油拌匀即可。

海带木耳肉汤

⬆ **原料** 水发海带、水发黑木耳各100克，瘦猪肉60克。

⬆ **调料** 葱段、姜片各10克，精盐、味精各1小匙，鸡油、淀粉各1大匙，猪骨汤750克。

✂ **制作步骤**

❶ 将海带、黑木耳分别洗涤整理干净，切成细丝。

❷ 猪肉洗净、切丝，用少许淀粉抓匀，备用。

❸ 坐锅点火，加入鸡油烧热，先下入葱段、姜片炒香，再放入肉丝炒散，然后添入猪骨汤，加入海带丝、木耳丝煮沸，再用精盐、味

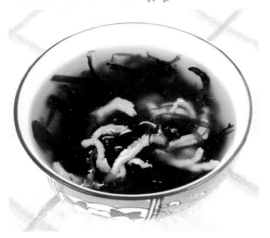

精调味，以水淀粉勾薄芡，即可出锅装碗。

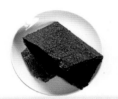

紫菜 zicai

紫菜为藻类植物的藻体，藻体紫色，是一种名贵的海产品，不仅有丰富的营养价值，而且有很高的药用价值。

别 名	中医食性	不适用者	适用者
海苔、子菜	性凉，味甘、咸	胃寒、肠胃炎、腹痛者	一般人群均可

⑥ 营养分析

紫菜中含有蛋白质、脂肪、膳食纤维、碳水化合物、胡萝卜素、视黄醇当量、硫胺素、核黄素、烟酸、维生素C、维生素E、钾、钠、钙、镁、铁、锰、锌、铜、磷、硒等。

⑥ 营养优势

紫菜中含有大量碘元素，可有效预防甲状腺肿大。因紫菜含有大量钙，故可促进牙齿和骨骼的健康生长。此外，常食紫菜还有助于脑肿瘤、乳腺癌、甲状腺癌、恶性淋巴瘤的预防等肿瘤及动脉硬化。

⑥ 营养吃法

如果汤过于油腻，可将少量紫菜用火烤一下，然后撒入汤内，这样可减少汤的油腻感。紫菜每次食用15克为好。食用前最好用清水泡发，并换一两次水，以清除污染物。

⑥ 选购储存

❶ **选购**：选购紫菜时，以表面光滑滋润，紫褐色或紫红色，有光泽，片薄，大小均匀，入口味鲜不咸，有紫菜特有的清香，质嫩体轻，身干，无杂质者为上品。

❷ **储存**：紫菜容易反潮变质，所以应先把紫菜放进食品袋中，但后放在低温干燥处保存。

搭配宜忌

宜：紫菜宜搭配鸡蛋食用，能补充维生素和钙质；紫菜与瘦猪肉同食，有清热化痰的作用，适用于甲状腺肿大、颈淋巴结核等症；紫菜与豆腐同食，有降低血脂及胆固醇，预防心血管疾病、提高机体的免疫力的作用。

忌：紫菜不宜和柿子搭配食用，会影响钙质的吸收。

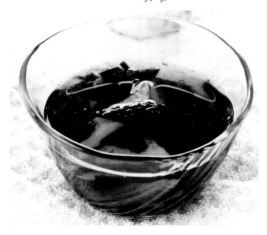

紫菜黄瓜汤

🔺 **原料** 紫菜30克, 黄瓜150克, 香菜段15克。

🔺 **调料** 姜末15克, 精盐、味精各1/2小匙, 香油1/3小匙, 植物油1大匙。

✖ **制作步骤**

❶ 将紫菜剪成小块; 黄瓜洗净, 切成薄片。

❷ 坐锅点火, 加油烧热, 先下入姜末炒香, 再添入适量清水烧沸, 然后放入黄瓜片、精盐、味精稍煮, 再撒入紫菜、香菜段, 淋入香油, 即可出锅装碗。

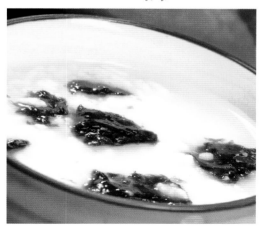

紫菜粥

🔺 **原料** 干紫菜150克, 大米60克。

🔺 **调料** 精盐1/2小匙。

✖ **制作步骤**

❶ 将紫菜洗净, 去泥沙, 切成4厘米长的段; 大米淘洗干净。

❷ 将大米、紫菜、精盐放入铝锅内, 加入清水适量, 置大火上烧沸, 再用小火煮30分钟即可。

紫菜瘦肉花生汤

🔺 **原料** 猪瘦肉300克, 紫菜、花生各30克, 西芹3根。

🔺 **调料** 精盐适量, 胡椒粉少许, 胡萝卜汁3大匙, 高汤8杯。

✖ **制作步骤**

❶ 将紫菜用冷水泡开, 清洗干净; 西芹去老筋, 洗净, 切成丁, 备用。

❷ 将猪瘦肉洗净, 切成块, 入沸水锅中焯烫, 捞出, 沥水待用。

❸ 将花生放入锅中, 加入适量清水煮熟, 捞出, 去皮备用。

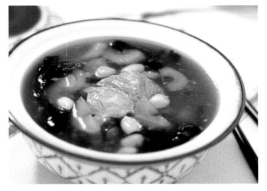

❹ 锅中加入高汤烧沸, 下入猪瘦肉块、胡萝卜汁、精盐煮至熟透, 再加入西芹、花生、紫菜、精盐、胡椒粉煮至入味即可。

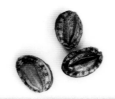

鲍鱼 baoyu

鲍鱼被人们视为"海味珍品之冠"，属海产贝类，味道鲜美，肉质柔滑。

别 名	中医食性	不适用者	适用者
九孔、墨鲍	性平，无毒，味辛、臭	伤风、感冒、发热、喉咙痛者	一般人群均可

⑤ 营养分析

鲍鱼的营养价值极为丰富，含有20多种氨基酸，丰富的蛋白质、脂肪、钙、铁，还有相当量的碘、锌、磷和维生素A、维生素B$_1$、维生素D等营养成分。

⑤ 营养优势

鲍鱼的肉中含有一种被称为"鲍素"的成分，能够破坏癌细胞必需的代谢物质，从而防治癌症。此外，鲍鱼还具有滋阴清热、养肝明目、平衡血压、镇静化痰、润燥利肠和滋补养颜的功效。

⑤ 选购储存

❶ **选购**：干鲍鱼要选择身形完整，鱼身腰圆背厚，珠边均匀，无缺口、裂痕、干爽者；鲜鲍鱼应选色泽粉嫩，肉质柔软，多汁滑腻，无异味者。

❷ **储存**：一般干鲍鱼购买回家后，可以袋装置于冰箱冷冻室中，只要不受潮，一般都可以保存6~12个月。

⑤ 营养吃法

鲍鱼要在冷水中浸泡48小时，将干鲍鱼四周刷洗干净，彻底去沙，否则会影响到鲍鱼的口感与品质，然后先蒸后炖。

鲍鱼一般用来煲汤食用，例如，煲人参汤等。鲍鱼与马铃薯一起炒食，味道鲜美，营养丰富。鲍鱼也可以用来蒸食，加入少许蒜泥，风味独特。

搭配宜忌

宜：鲍鱼与竹笋同食，营养全面，易于吸收；鲍鱼与菊花两者相配，适用于肝虚目暗、视物昏花、角膜炎、眼干目涩等症。

忌：鲍鱼与鸡肉同食，影响消化吸收；鲍鱼与牛肝同食，容易引起消化不良。

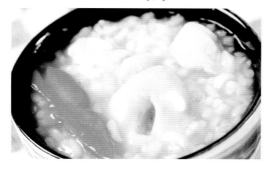

鲍鱼鸡粥

🔺 原料 大米300克, 鲍鱼(罐头)1个, 净鸡1/2只, 香菜末适量。

🔺 调料 葱花、精盐、白糖、淀粉、酱油、植物油各适量。

✖ 制作步骤

❶ 将鲍鱼取出, 切成小片; 净鸡冲洗干净, 斩成小块, 放入碗中, 加入淀粉、精盐、白糖、酱油、植物油拌匀; 大米淘洗干净。

❷ 坐锅点火, 加入适量清水烧沸, 先下入大米煮至粥熟, 再倒入鸡块, 用小火煮至鸡熟, 然后加入精盐、味精、香菜末、葱花和鲍鱼片, 拌匀即成。

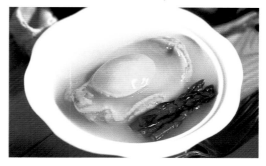

清酒鲍鱼

🔺 原料 水发鲍鱼3只, 鲜竹笋50克。

🔺 调料 精盐、味精、水淀粉、三花淡奶各少许, 日本清酒1瓶, 上汤500克。

✖ 制作步骤

❶ 将鲍鱼发透, 洗涤整理干净。

❷ 坐锅点火, 加入上汤烧沸, 放入鲍鱼、清酒煲至入味, 捞出沥干, 装入盘中。

❸ 将原汤过滤, 加入精盐、味精、三花淡奶调匀, 再用水淀粉勾薄芡, 浇在鲍鱼上。然后将鲜竹笋放入热油锅中清炒至熟, 摆在鲍鱼盘中点缀即可。

回锅鲍鱼片

🔺 原料 鲍鱼1只, 青蒜苗50克, 彩椒10克。

🔺 调料 精盐少许, 味精、白糖各1/2小匙, 豆瓣、甜面酱各2小匙, 酱油1小匙, 熟猪油4小匙。

✖ 制作步骤

❶ 将鲍鱼发好, 洗净, 切成大薄片, 放入沸水锅中焯烫一下, 捞出沥干。

❷ 青蒜苗择洗干净, 切成长段; 彩椒去蒂及籽, 洗净, 切成象眼块。

❸ 锅中加入熟猪油烧至七成热, 先下入豆瓣、甜面酱炒香, 再放入鲍鱼片、青蒜苗段、

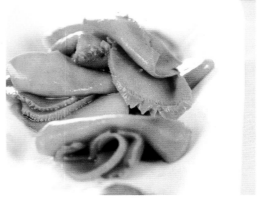

彩椒块。然后加入精盐、白糖、酱油、味精翻炒至入味, 即可出锅装盘。

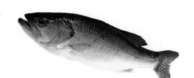

鲈鱼 luyu

鲈鱼性凶猛，以鱼、虾为食。为常见的经济鱼类之一，为"四大名鱼"之一。

别　名	中医食性	不适用者	适用者
花鲈、思鳃鱼	性平、味甘	皮肤病患者，长肿疮的人	一般人群均可

⑥营养分析

鲈鱼富含蛋白质、维生素A、B族维生素、钙、镁、锌、硒等营养元素。鲈鱼的脂肪含量比肉类要低很多，且多为不饱和脂肪酸，更加有益于人体健康。

⑥营养优势

鲈鱼具有补肝肾、益脾胃、化痰止咳、治疗水肿之功效，对肝肾不足及癌症病人都有很好的补益作用。常食鲈鱼还能保护心脏。孕妇吃鲈鱼，可以安胎、增乳，是健身补血、健脾益气和益体安康的佳品。

⑥营养吃法

鲈鱼一般以清蒸为主，其他做法的味道不如清蒸鲜美。秋末冬初为鲈鱼的成熟期，此时肉质最为肥美，鱼体内积累的营养物质也最丰富。

⑥选购储存

❶选购：鲈鱼颜色以鱼身偏青色、鱼鳞有光泽、透亮为好，翻开鳃呈鲜红者、表皮及鱼鳞无脱落才是新鲜的，鱼眼要清澈透明不混浊，无损伤痕迹；用手指按一下鱼身，富有弹性就表示鱼体较新鲜。

❷储存：鲈鱼保存可在鱼周身涂一些食盐，并用塑料袋封好，放入冰箱冷冻存放即可。

搭配宜忌

宜：黄芪、鲈鱼同食，能补气益血，生肌收口，于手术后服用，可促进伤口愈合；鲈鱼与豆腐同食，增加蛋白质的吸收。

忌：鲈鱼与奶酪同食，容易引发痼疾。

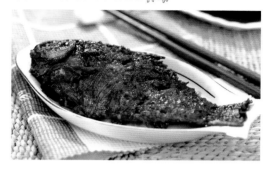

醋椒鲈鱼

🏷 **原料** 净鲈鱼1条, 冬瓜块100克, 海带50克, 红椒丝30克, 香菜段10克。

🏷 **调料** 葱丝、姜丝各5克, 精盐、酱油、胡椒粉、白醋、料酒、植物油、香油各适量。

🎀 **制作步骤**

❶ 净锅置火上, 放入植物油烧热, 放入鲈鱼煎至上颜色, 加入料酒、海带、冬瓜块, 稍炒。

❷ 加入适量清水淹没鲈鱼, 再放入精盐、酱油、白醋、胡椒粉烧沸, 转小火烧至熟嫩。

❸ 改用大火收浓汤汁, 撒上葱丝、姜丝、红椒丝和香菜段, 淋上香油, 出锅装盘即可。

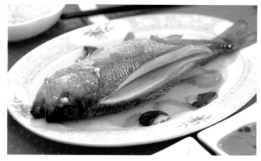

苦瓜蒸鲈鱼

🏷 **原料** 鲈鱼1条, 苦瓜1根, 熟五花肉片150克, 香菇片适量。

🏷 **调料** 葱末少许, 精盐、料酒各1小匙, 鸡精1/2小匙, 植物油1大匙。

🎀 **制作步骤**

❶ 苦瓜洗净, 剖开去籽, 再切成厚片, 然后放入沸水锅中焯烫2分钟, 捞出沥水; 鲈鱼去鳞、去鳃, 去除内脏, 洗净, 在背部划一刀。

❷ 香菇片放入盘中垫底, 再放上鲈鱼、苦瓜片、五花肉片, 加入葱末、精盐、鸡精、料酒及少许清水, 裹上保鲜膜, 上屉蒸12分钟, 取出, 淋上热油即可。

番茄鱼汤

🏷 **原料** 鲈鱼1条, 番茄3个, 蛤蜊50克, 香菜15克。

🏷 **调料** 姜丝、蒜末各少许, 精盐适量, 白糖1小匙, 鸡精1/2小匙, 料酒1大匙, 植物油2大匙。

🎀 **制作步骤**

❶ 鲈鱼宰杀, 洗涤整理干净, 去头、剔骨, 切成片, 加入料酒、姜丝、精盐腌渍, 去除腥味, 备用。

❷ 蛤蜊用清水冲洗干净; 番茄洗净, 切成小块; 香菜洗净, 切成小段。

❸ 锅中加入植物油烧至四成热, 先下入蒜

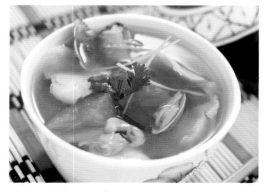

末、番茄炒至出汁, 再倒入适量清水煮沸, 然后放入鲈鱼、蛤蜊、精盐、白糖、鸡精煮至入味, 撒上香菜段, 即可出锅装碗。

鲳鱼 *changyu*

鲳鱼体短而高、略呈菱形，头小、吻圆、口小、牙细、银白色，以小鱼、水母、硅藻等为食。

别 名	中医食性	不适用者	适用者
镜鱼、平鱼、银鲳	味甘、性平	过敏性皮肤病、痛风、糖尿病患者	一般人群均可

⊙ 营养分析

鲳鱼肉含蛋白质、脂肪、碳水化合物，钙、磷、铁，并且含有丰富的不饱和脂肪酸，有降低胆固醇的功效；含有丰富的微量元素硒和镁，对冠状动脉硬化等心血管疾病有预防作用，并能延缓机体衰老，预防癌症的发生。

⊙ 营养吃法

鲳鱼洗净后，先用开水烫一下再烹调，可去除腥味，烧鱼时，汤要刚刚没过鱼，等汤烧开后，改用小火慢炖，在焖制过程中尽量少翻动鱼。

⊙ 营养优势

鲳鱼具有益气养血、补胃益精、滑利关节、柔筋利骨之功效，对冠状动脉硬化等心血管疾病有预防作用，并能延缓机体衰老，预防癌症的发生；对消化不良、脾虚泄泻、贫血、筋骨酸痛等很有效。鲳鱼还可用于小儿久病体虚、气血不足、倦怠乏力、食欲缺乏等症。

⊙ 选购储存

❶ **选购**：挑选鲳鱼时，最好选择银白色、鱼鳞完整的鱼。鱼的颜色发黄就证明已经不新鲜了。

❷ **储存**：鲳鱼需要冷冻保存，不能长期放置于常温之下。

搭配宜忌

宜：鲳鱼和番茄搭配，有益于儿童脑部发育；鲳鱼和青椒同食，可促进维生素C的吸收。

忌：鲳鱼忌用动物油炸制；不要和羊肉同食，会影响营养素的吸收；鲳鱼腹中鱼子有毒，能引发痢疾。

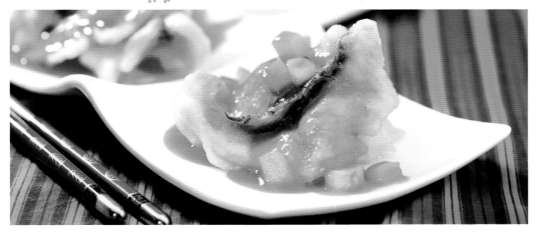

糖醋鲳鱼

🍲 **原料** 鲳鱼300克,洋葱丁、冬笋丁、胡萝卜丁、水发香菇丁、豌豆各适量。

🍲 **调料** 植物油500克,葱花、姜末、蒜片各5克,料酒、白醋各1大匙,白糖2大匙,酱油、精盐各1小匙,番茄酱、味精各1/2小匙,水淀粉适量。

🎀 **制作步骤**

❶ 鲳鱼去鳞、去内脏,切去头尾,洗涤干净,切成"瓦块形",再加精盐、味精、料酒拌匀,挂上适量水淀粉,下七成热油中炸至稍硬,捞出磕散,待油温升高后,再下油炸至熟透呈金黄色时,捞出,沥油,备用。

❷ 锅中留适量底油,先用葱花、姜末、蒜片炝锅,再烹入料酒、白醋,下入番茄酱、洋葱、冬笋、胡萝卜、香菇丁煸炒片刻,然后加入酱油、白糖、精盐,添适量汤烧开,用水淀粉勾芡,再下入炸好的瓦块鱼和豌豆翻匀,淋入植物油,出锅装盘即可。

鱼米油菜心

🍲 **原料** 净鲳鱼肉150克,油菜心300克,胡萝卜30克,蛋清适量。

🍲 **调料** 葱段、姜片、精盐、味精、胡椒粉、料酒、淀粉、水淀粉、熟猪油各适量。

🎀 **制作步骤**

❶ 将鲳鱼肉洗净,切成粒,先加入料酒、精盐、胡椒粉拌匀,再用蛋清、淀粉抓匀;油菜洗净,用开水烫熟,捞出冲凉,沥干水分;胡萝卜洗净,切粒,备用。

❷ 锅中加入熟猪油烧至三成热,放入鱼肉粒、胡萝卜粒,滑散,盛出待用。

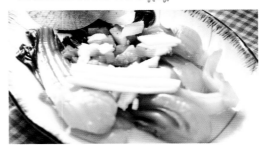

❸ 锅中留底油烧热,先下入姜片、葱段炒出香味,添入少许清水略煮,拣去姜片、葱段,再放入油菜心、精盐、料酒、味精烧至入味,捞入盘中。将鱼粒、胡萝卜粒放入锅中略烧,用水淀粉勾芡,出锅浇在油菜心上即可。

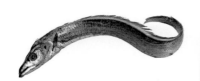

带鱼 daiyu

带鱼体长，呈带状，头窄长、口大且尖、体表银灰色、无鳞，和大黄鱼、小黄鱼及乌贼并称为中国的四大海产。

别名	中医食性	不适用者	适用者
刀鱼、裙带鱼	性平、味甘	湿疹、痛风、红斑狼疮、气喘、咳嗽患者	一般人群均可

营养分析

带鱼肉富含脂肪、蛋白质、不饱和脂肪酸、维生素A、磷、钙、铁、碘等多种维生素和矿物质。带鱼的鱼鳞中还含有多种不饱和脂肪酸、纤维性物质（硬蛋白中）、6-硫代鸟嘌呤等有效成分。

营养优势

带鱼所含的脂肪多为不饱和脂肪酸，具有降低胆固醇的作用。带鱼含有丰富的镁元素，有利于预防高血压、心肌梗死等心血管疾病。带鱼含有的6-硫代鸟嘌呤是一种天然抗癌剂，对白血病、胃癌、淋巴肿瘤均有防治作用。

营养吃法

由于带鱼腥气重，所以红烧或糖醋更好。带鱼适宜身体虚弱、头晕、腰酸者食用。

带鱼吃法多样，可干煎、闷烧、椒盐后食用，亦可制成汤品或拌饭。

选购储存

❶ 选购：新鲜的带鱼鱼鳞不脱落或少量脱落，呈银灰白色，略有光泽，无黄斑，无异味，肌肉有坚实感。

❷ 储存：将带鱼清洗干净，擦干，剁成大块，抹上一些盐和料酒，再放到冰箱冷冻，这样就可以长时间保存，并且还能腌制入味。如不冷冻，则需尽快食用。

搭配宜忌

宜：带鱼和黄芪同食，可对脱肛、胃下垂有明显疗效；带鱼和木瓜搭配食用，有泽肤、补气、健美的作用。

忌：带鱼与南瓜同食，容易引起腹泻；带鱼与葡萄同食，会降低两种食物的营养价值。

防癌抗癌食疗偏方 **1**

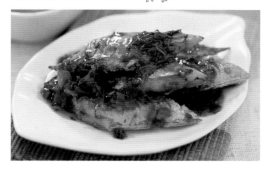

雪椒带鱼

原料 带鱼6片，雪菜150克，辣椒末适量。

调料 蒜末、精盐、白糖、胡椒粉、酱油、料酒、植物油各适量。

制作步骤

❶ 带鱼洗净，剞上花刀，加入料酒、精盐腌渍10分钟；雪菜洗净，切成末。

❷ 锅中加油烧热，放入带鱼煎至两面金黄时，捞出沥油。

❸ 锅中留底油烧热，放入蒜末炒香，再放入雪菜、辣椒末略炒，然后加入料酒、酱油、白糖和胡椒粉烧开，再放入带鱼烧至入味，转小火收浓汤汁，即可出锅装盘。

防癌抗癌食疗偏方 **2**

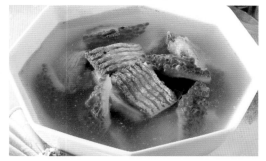

苦瓜带鱼汤

原料 带鱼200克，苦瓜100克。

调料 姜片5克，精盐1/2小匙，菠萝酱3大匙，植物油适量。

制作步骤

❶ 将苦瓜洗净，对半切开，去籽及内膜，切成菱形块；带鱼洗净，在鱼身两侧各划几刀，剁成段。

❷ 锅置火上，加入植物油烧热，下入带鱼段炸酥，捞出沥油。

❸ 锅中加入适量清水，放入苦瓜块、姜片和菠萝酱烧沸，再放入炸好的带鱼段，然后加入精盐煮至苦瓜熟透，出锅装碗即可。

蒜香带鱼

原料 带鱼500克。

调料 蒜末50克，精盐2小匙，味精1/2小匙，料酒、蒜香粉各4小匙，淀粉3大匙，植物油1000克(约耗50克)。

制作步骤

❶ 将带鱼洗涤整理干净，切成4厘米长的段，再放入盆中，加入蒜香粉、蒜末、精盐、料酒、味精及适量清水腌制10分钟，然后捞出沥干，拍匀淀粉，备用。

❷ 坐锅点火，加油烧至七成热，下入带鱼段炸成金黄色，捞出沥油，装入盘中即可。

防癌抗癌食疗偏方 **3**

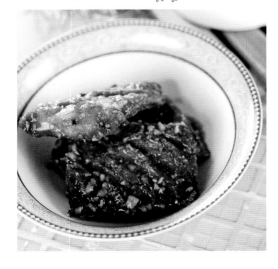

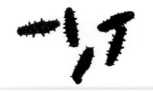

海参 haishen

海参全身长满肉刺，广布于世界各海洋中，同人参、燕窝、鱼翅齐名，是世界八大珍品之一。

别 名	中医食性	不适用者	适用者
刺参、海瓜	性平，无毒，味甘、咸	感冒、咳嗽、气喘、急性肠炎患者	一般人群均可

⑤ 营养分析

海参含蛋白质、钙、磷、铁，以及维生素B$_1$、维生素B$_2$、烟酸等50多种对人体有益的营养成分，其中蛋白质含量高达55%以上，海参还有多种氨基酸、牛磺酸、硫酸软骨素、刺参黏多糖等多种成分。

⑤ 营养优势

海参具有增强体质、提高人体免疫力、延年益寿、消除疲劳、调整血糖、血脂、抗肿瘤等功效；海参的胆固醇含量几乎为零，对高血压、血管硬化、冠心病、心绞痛、心肌梗死和肝炎有良好的疗效。

⑤ 营养吃法

热水发泡法：用热水浸泡海参24小时，再取出内脏，然后换上新水，上火煮约50分钟，用原汤再泡24小时后即可。

冷水发泡法：用清水约浸泡3天即泡发，去肠杂、腹膜，再换清水浸泡，待泡软后即可。

⑤ 选购储存

❶ **选购**：优质海参参体为黑褐色、鲜亮、呈半透明状，参体内外膨胀均匀呈圆形状，肌肉薄厚均匀，内部无硬心，手持参的一头颤动有弹性，肉刺完整。

❷ **储存**：发好的海参不能久存，最好不超过3天，存放期间用凉水浸泡上，每天换水2～3次，不要沾油，或者放入不结冰的冰箱中；如是干货海参保存，最好放在密封的木箱中，做好防潮。

搭配宜忌

宜：海参宜和鸭肉搭配食用，食性中和，温润美味。

忌：海参加酸性水果如葡萄、柿子、山楂会出现腹疼、恶心、呕吐等症状；海参不宜与甘草同服；海参不宜与醋同食，相克。

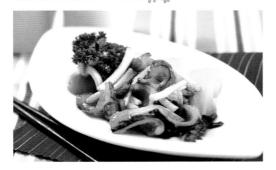

红烧海参

▲ 原料　水发海参450克。

▲ 调料　葱段、姜片各10克，精盐少许，味精1小匙，胡椒粉、冰糖、淀粉、料酒各1大匙，姜酒汁、香油各2小匙，酱油、植物油各3大匙，高汤300克。

✖ 制作步骤

❶ 锅中加入清水，放入葱段、姜片、料酒烧沸，再放入海参焯烫一下，捞出过凉，切成条。

❷ 锅中加油烧热，放入海参稍炒，再加入高汤、酱油、冰糖、精盐、香油、味精、姜酒汁煮沸。

❸ 烧至汤汁浓稠时，用水淀粉勾芡，盛入盘中，撒上胡椒粉即可。

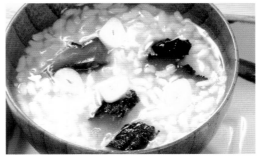

大蒜海参粥

▲ 原料　大米100克，大蒜30克，海参50克。

▲ 调料　精盐适量。

✖ 制作步骤

❶ 将大蒜去皮，一切两半。

❷ 大米洗净；海参胀发后，去肠杂洗净，顺切成长片。

❸ 将大米放入锅内，加水置大火上烧沸，再加入海参、大蒜，用小火煮45分钟即可。

豆腐海参汤

▲ 原料　豆腐2块，水发海参200克，熟鸡胸肉、熟火腿各15克，香菜末10克，虾子适量。

▲ 调料　精盐、酱油、味精、胡椒粉、料酒、水淀粉、高汤各适量。

✖ 制作步骤

❶ 将豆腐表皮去掉，切成小丁，用开水泡去豆腥味；海参、鸡胸肉、熟火腿均切成与豆腐同样大小的丁，备用。

❷ 锅中加入高汤、精盐、味精、虾子、料酒、胡椒粉、酱油煮匀，再放入海参丁、火腿丁、鸡胸肉丁，烧开后撇去浮沫。

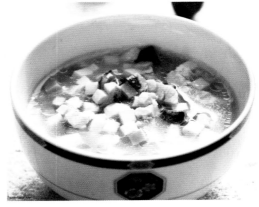

❸ 放入豆腐丁，待汤再沸、豆腐浮起时，用水淀粉勾薄芡，出锅装入汤碗，撒上香菜末即成。

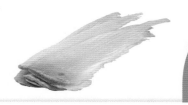

鱼翅 yuchi

鱼翅是鲨鱼的鳍经干制而成，鳍按其所生长部位可分为背鳍、胸鳍、臀鳍、尾鳍。

别 名	中医食性	不适用者	适用者
金丝菜、鲛鲨翅、鲛鱼翅、鲨鱼翅	性平，味甘、咸	患有皮肤病、疮肿者忌食	一般人群均可

G 营养分析

鱼翅中主要成分由蛋白质组成，其中胶原蛋白含量占粗蛋白的92%以上，必需氨基酸占氨基酸总量的20.5%，不含蛋氨酸、色氨酸。非必需氨基酸含量丰富，甘氨酸含量最高，几乎占到氨基酸总含量的1/3。

G 营养优势

鱼翅具有补全五脏、补气益血的作用，其营养成分能够降低血脂、预防和治疗心血管疾病、增强体质、抵抗皮肤衰老、恢复皮肤弹性。有证据证实，吃鱼翅可防癌症。鱼翅可谓是一种全能的保健品。

G 营养吃法

鱼翅是十分珍贵的海味，食用鱼翅时必须搭配上好的汤底，掌握荚汤浓稠度与色泽，才能做到色香味俱全。鱼翅与富含鲜味的原料搭配，如蟹肉、鸡丝等，更能带出鱼翅的鲜美。鱼翅不宜煲太长时间，一般不能超过3小时，以免煲烂。

G 选购储存

❶ **选购**：选择鱼翅时以翅筋粗长、洁净干燥、无霉变、无虫蛀、无油根、无夹沙、无石灰筋者为佳。

❷ **储存**：鱼翅干放在阴凉干燥处或在冰箱保存即可。

搭配宜忌

宜：鱼翅加红醋：红醋清肠胃，在整个过程中，起到食时正味、食后助吸收之重要作用；鱼翅加鲜味食材：更能带出鱼翅的鲜美。

忌：鱼翅不宜与有腥味的食材搭配，会破坏鱼翅的香味。

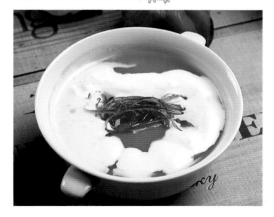

南瓜蓉奶香翅

🍴 **原料** 南瓜1个，鱼翅适量。

🍴 **调料** 蚝油、浓缩鸡汁、鹰粟粉、鲜忌廉各少许，上汤250克。

✂ **制作步骤**

❶ 将南瓜去皮、去瓤，洗净后切块，再放入蒸锅蒸熟，取出打成泥状。

❷ 鱼翅发好，加入上汤入味，备用。

❸ 坐锅点火，加入上汤、南瓜蓉烧热，再放入蚝油、浓缩鸡汁，下入鱼翅烧沸，然后用鹰粟粉勾薄芡，盛入碗中，淋入鲜忌廉即可。

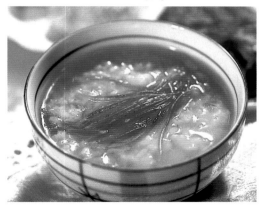

上汤鱼翅粥

🍴 **原料** 稠米粥1碗，发好的鱼翅75克。

🍴 **调料** 精盐、味精各1/2小匙，胡椒粉少许，大红浙醋1大匙，上汤适量。

✂ **制作步骤**

❶ 砂锅置火上，加入上汤，放入发好的鱼翅烧沸，转小火煲约30分钟至入味。

❷ 锅置火上，倒入稠米粥，再加入上汤鱼翅烧沸，加入精盐、味精、胡椒粉搅拌均匀。

❸ 然后转小火煨煮约8分钟至入味，淋入大红浙醋，出锅装碗即可。

香菇鱼翅饺

🍴 **原料** 饺子皮12张，虾仁、猪后腿肉丁各150克，水发鱼翅40克，肥肉丁、香菇丁、胡萝卜丁各20克，木耳丁、香菜末各10克。

🍴 **调料** 精盐、鲜鸡粉各1/2小匙，白糖、太白粉各2小匙，胡椒粉1小匙，香油、熟猪油各1大匙。

✂ **制作步骤**

❶ 将虾仁洗净，去除肠泥，加入猪后腿肉丁、肥肉丁、太白粉、精盐，用手拌打至有黏性，再加入鲜鸡粉、白糖、胡椒粉、香油、熟猪油、鱼翅、香菇丁、木耳丁、胡萝卜丁、香菜末拌匀，制成馅料，备用。

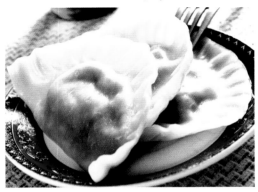

❷ 取一张饺子皮，包入适量馅料，对折成饺子状，再用手捏出花边，依次完成，入笼蒸熟，取出即可食用。

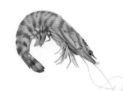

斑节虾 banjiexia

斑节虾体被黑褐色、土黄色相间的横斑花纹，是深受消费者欢迎的名贵虾类。

别　名	中医食性	不适用者	适用者
竹节虾、花虾、草虾、对虾	性微温，味甘、咸	过敏性鼻炎、支气管炎、皮肤疾病患者	一般人群均可

○ 营养分析

斑节虾含有蛋白质、维生素A、硫胺素、核黄素、烟酸、钾、碘、镁、磷等维生素和矿物质，以及虾青素、氨茶碱等成分。其蛋白质含量是鱼、蛋、奶的数倍，其虾青素的含量比普通虾约高20%。

○ 营养优势

斑节虾营养极为丰富，常食斑节虾能显著帮助提高人体自身免疫力、保护心血管系统、预防高血压及心肌梗死。斑节虾所含的虾青素是一种最强的抗氧化剂，具有显著改善动脉粥样硬化、防癌抗癌等功效。值得一提的是，常食虾皮可预防骨质疏松症，对提高食欲和增强体质都很有好处。

○ 选购储存

❶选购：虾体完整且清洁、色泽鲜艳、外壳呈半透明状，并且有光泽，虾体肉质按压紧密感、富有弹性，无异味则为新鲜斑节虾。若发现虾体色发红、身软、掉头，则斑节虾已经不新鲜。

❷储存：斑节虾可以置于冰箱短期储存或置于冰箱冷冻。

○ 营养吃法

斑节虾背上的虾线，在烹饪之前最好开背清洗干净，以免食用时影响口感。斑节虾可以用盐水煮熟后食用，还可以做成椒盐虾食用。

搭配宜忌

宜：把虾与少量白酒同煮，可将其所含的有益成分充分地溶于酒中，留住虾的营养成分；虾与枸杞子搭配同食，有补肾壮阳之效。

忌：虾与含维生素C的食物相克，食少肚痛难忍，食多死亡；虾与南瓜同食，会引起痢疾，可以用黑豆、甘草解毒；虾与果汁同食，会腹泻；虾与番茄同食，易中毒。

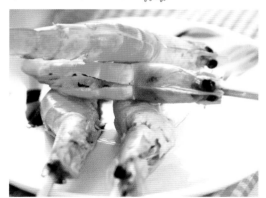

酸辣青蛙虾

🔺原料 斑节虾400克,竹签数根。

🔺调料 味精、白糖、白醋、鸡汁酱、植物油各少许。

✄ 制作步骤

❶ 将斑节虾洗净,去须、脚,从尾部剖开至头,用竹签将斑节虾串成串,备用。

❷ 锅置火上,倒入植物油烧热,下入斑节虾串炸熟,捞出装盘,待用。

❸ 锅置火上,放入白糖、味精、白醋、鸡汁酱烧开,调成酸辣汁,起锅淋在斑节虾上即可。

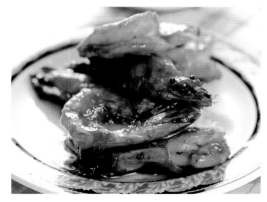

家乡斑节虾

🔺原料 斑节虾300克。

🔺调料 味精、白糖、酱油、鱼露、香油各少许。

✄ 制作步骤

❶ 将斑节虾去须、脚,剪开腹部,洗净备用。

❷ 坐锅点火,倒入植物油烧热,下入斑节虾炸至呈金黄色时,捞出沥油,待用。

❸ 锅中留底油,放入白糖、味精、酱油、鱼露、香油炒香,再倒入斑节虾翻炒均匀,出锅装盘即可。

沙滩基围虾

🔺原料 斑节虾250克,面包100克。

🔺调料 花椒盐、胡椒粉、花椒油、植物油各少许。

✄ 制作步骤

❶ 将斑节虾去须、脚,剥开腹部,洗净;面包切成丁,备用。

❷ 坐锅点火,倒入植物油烧热,下入斑节虾、面包丁炸至呈金黄色时,捞出沥油,待用。

❸ 锅中留底油,先放入花椒盐、花椒油、胡椒粉炒香,再加入斑节虾、面包丁炒匀,出锅装盘即可。

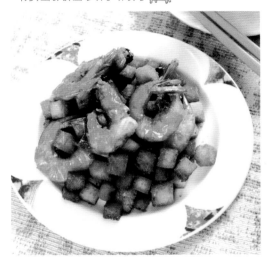

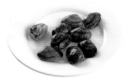

蛤 蜊 geli

蛤蜊肉质鲜美无比，被称为"天下第一鲜"，"百味之冠"，江苏民间还有"吃了蛤蜊肉，百味都失灵"之说。

别名	中医食性	不适用者	适用者
蛤	性寒、味咸	腹痛、腹泻、痛风患者	一般人群均可

☙ 营养分析

蛤蜊含有蛋白质、脂肪、碳水化合物及碘、铁、钙、磷等多种矿物质和维生素，以及氨基酸、牛磺酸等多种成分。蛤蜊是一种低热能、高蛋白、高微量元素、高铁、高钙、少脂肪的食品。

☙ 营养优势

蛤蜊是一种低热能、高蛋白的食品。具有抑制胆固醇在肝脏合成和加速排泄胆固醇的独特作用，从而使体内胆固醇下降。现代医学认为，蛤蜊中含有一种叫蛤素的物质，有抑制肿瘤生长的功效。

☙ 营养吃法

蛤蜊买回家后，用清水反复清洗，然后放入大碗中，盛满清水，放入一勺盐，浸泡半小时让蛤蜊吐沙。蛤蜊每餐食量不宜超过3~10个（约50克）。禁止进食未熟透的蛤蜊，否则会感染肝炎等疾病。

☙ 选购储存

❶ **选购**：一定要买活的蛤蜊。用手触碰外壳，能马上紧闭的，就是新鲜的、活的；不会闭壳或壳一直打开的，都是死蛤。还有一种挑选方法，在购买时，可拿两个蛤蜊相互敲击外壳，声音比较坚实的比较新鲜，而有空空声音的则多是死蛤。

❷ **储存**：买回来的蛤蜊，放在清水中，放一点盐，不可以用淡水养。如果需要保存，可以将蛤蜊放入冰箱冷藏室。

搭配宜忌

宜：蛤蜊与韭菜混炒，可强身健体；蛤蜊与蘑菇同食，具有清热利湿、化痰散结、抗老化的功效。

忌：蛤蜊与芹菜、橙同食，会影响维生素的吸收；蛤蜊与田螺同食，会引起腹胀。

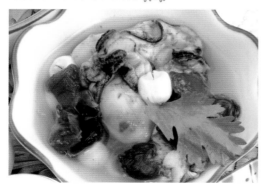

圆肉莲子蛤肉汤

⛰ **原料** 蛤蜊肉、莲子各15克, 干桂圆肉10克。

⛰ **调料** 精盐适量。

✂ **制作步骤**

❶ 将桂圆肉洗净; 莲子(去心)洗净, 用清水浸泡1小时; 蛤蜊肉洗净, 备用。

❷ 将桂圆肉、莲子、蛤蜊肉放入锅内, 加入适量清水, 用大火煮沸, 再转小火续煲2小时, 然后加入精盐调味即成。

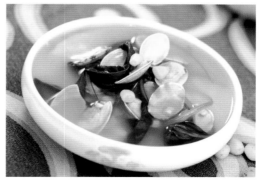

玉米菠菜蛤蜊汤

⛰ **原料** 玉米粒1罐, 菠菜150克, 蛤蜊300克。

⛰ **调料** 精盐适量, 胡椒粉、料酒各1大匙, 高汤8杯。

✂ **制作步骤**

❶ 将蛤蜊泡入淡盐水中, 吐净泥沙, 洗净备用。

❷ 将玉米粒罐头打开, 倒出玉米粒沥水; 菠菜择洗干净, 切段待用。

❸ 汤锅置火上, 倒入高汤, 加入玉米粒烧沸, 再放入蛤蜊, 加入调料煮至开壳, 然后放入菠菜煮沸即可。

蛤蜊瘦肉海带汤

⛰ **原料** 活蛤蜊250克, 猪瘦肉150克, 海带100克。

⛰ **调料** 姜片10克, 鸡粉1小匙, 精盐1/2小匙, 胡椒粉1/3小匙, 猪骨汤750克, 植物油1大匙。

✂ **制作步骤**

❶ 将海带泡发, 洗净切丝; 猪肉洗净、切片; 蛤蜊放入淡盐水中吐净泥沙, 洗净备用。

❷ 将海带丝、猪肉片分别放入沸水中焯透, 捞出, 沥干待用。

❸ 锅中加油烧热, 先下入姜片炒香, 再添入

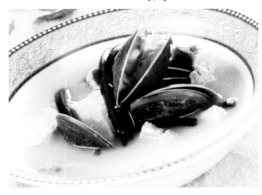

猪骨汤烧沸, 然后放入海带丝、猪肉片煮15分钟, 再加入蛤蜊小火续煮5分钟, 用精盐、鸡粉、胡椒粉调味即可。

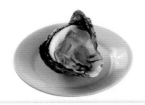

牡蛎 muli

牡蛎为一种软体动物,生活在浅海泥沙中,肉质鲜美,壳烧成灰可入药。

别 名	中医食性	不适用者	适用者
生蚝、蛎黄、海蛎子、青蚵	性微寒、味咸	体质虚寒者	一般人群均可

☞ 营养分析

牡蛎含80%～95%的碳酸钙、磷酸钙及硫酸钙,并富含维生素、矿物质、牛磺酸等营养成分,以及8种人体必需氨基酸,其中亮氨酸、精氨酸、瓜氨酸含量最丰富,是迄今为止人类所发现的含量最高的海洋物种之一。

☞ 营养优势

牡蛎中的营养物质不但有利于胰岛素的分泌和利用,又能增强恶性肿瘤细胞对放射线的敏感性,从而抑制其生长。常食牡蛎,有利于智力开发,提高脑力活动效率,改善心脏和血液循环功能,保肝解毒;有利于骨骼、牙齿生长、光润皮肤、延缓皮肤老化。

☞ 营养吃法

牡蛎每次食量约50克,不宜过量。牡蛎的吃法多样,不仅能清蒸、鲜炸、生炒,还可以制成煎蚝饼、串鲜蚝肉或汤品。牡蛎伴豆瓣酱,可有效去腥。

☞ 选购储存

❶**选购**:在选购优质牡蛎时应注意挑选体大肥实、颜色淡黄、个体均匀、而且干燥,表面颜色褐红。煮熟的牡蛎,壳是稍微打开的,这表示煮之前是活的。

❷**储存**:新鲜的牡蛎在温度很低的情况下(如0℃以下),还可以多存活5~10天,但是牡蛎肥度就会降低,口感也会变化,所以尽量不要存放,现买现吃。

搭配宜忌

宜:牡蛎与鲫鱼同食,可用于失眠心悸、脾胃虚弱、少食乏力、气血虚弱等症。

忌:牡蛎和蚕豆酱、柠檬等含有大量维生素C的水果同食,会引起中毒;牡蛎与啤酒同食,易引发痛风;牡蛎恶麻黄、吴茱萸、辛夷。

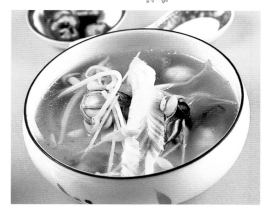

银芽白菜蛎黄汤

⚊ **原料** 黄豆芽、小白菜各50克，牡蛎200克。

⚊ **调料** 姜丝少许，精盐1小匙，味精1/2小匙，葱油适量，清汤1碗，植物油2大匙。

✂ **制作步骤**

❶ 将小白菜洗净，切成段；黄豆芽洗净；牡蛎洗净，备用。

❷ 锅中加入植物油烧热，下入姜丝炝锅，再添入清汤，加入牡蛎、黄豆芽与调料煮沸，撇去浮沫，然后放入小白菜煮2分钟，淋入葱油即可。

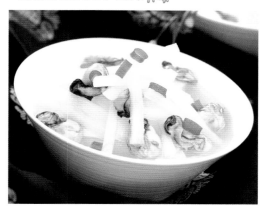

牡蛎萝卜汤

⚊ **原料** 鲜活牡蛎500克，白萝卜150克。

⚊ **调料** 葱花15克，精盐1小匙，胡椒粉少许，清汤适量，料酒2大匙。

✂ **制作步骤**

❶ 将鲜活牡蛎刷洗干净，放入沸水锅内焯烫一下，捞出牡蛎过凉，去掉外壳，取牡蛎肉；白萝卜去皮、洗净，切成小条。

❷ 净锅置火上，倒入清汤烧沸，先下入萝卜条煮至透明。放入牡蛎肉、料酒，汆烫2分钟，加上精盐、胡椒粉调味，撒入葱花即可。

牡蛎炖豆腐

⚊ **原料** 牡蛎150克，豆腐1块，白菜叶50克，香菜段10克。

⚊ **调料** 葱段、姜片、精盐、味精、鸡精、料酒、胡椒粉、香油、植物油各适量，鲜汤1000克。

✂ **制作步骤**

❶ 将豆腐切成骨牌块，放入开水锅中汆透，捞出；牡蛎肉洗净，下入开水中略烫一下，捞出，漂凉；白菜叶洗净。

❷ 锅中加油烧热，下入葱段、姜片炸香，再加入鲜汤，放入白菜叶、豆腐块、牡蛎烧沸，然后

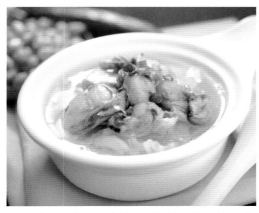

调入精盐、味精、鸡精、胡椒粉、料酒炖至入味，出锅装碗，淋入香油，撒上香菜段即成。

甲鱼 jiayu

甲鱼就是鳖，其肉味鲜美、营养丰富，不仅是餐桌上的美味佳肴，而且是一种用途很广的滋补药品和中药材料。

别 名	中医食性	不适用者	适用者
团鱼、鳖	性平、味甘	肝炎患者、孕妇、脾胃虚寒者	一般人群均可

◎ 营养分析

甲鱼肉中含有的脂肪以不饱和脂肪酸为主，是牛肉的数倍。其含有的铁、镁、钙、铁、磷、维生素A、B族维生素等，微量元素的含量也高于其他食物。此外，龟甲富含骨胶原、肽类和多种酶。

◎ 营养优势

甲鱼营养丰富，具有养阴清热、平肝息风、软坚散结等功效。能有效地预防和抑制肝癌、胃癌、急性淋巴性白血病等症。甲鱼还有较好的净血作用，常食可降低胆固醇，对高血压、冠心病患者有益，是滋补佳品。

◎ 选购储存

❶ 选购：甲鱼必须买鲜活的。要选背部呈橄榄色，腹部为乳白色的。也可以将甲鱼的肚子朝上，能立刻翻过来的是比较鲜活的优等甲鱼；如活动不灵活、四脚微动，甚至不动的为劣等甲鱼。

❷ 储存：夏天甲鱼易被蚊子叮咬而死亡，但如果将甲鱼养在冰箱冷藏的果盘盒内，既可防止蚊子叮咬，又可延长甲鱼的存活时间。

◎ 营养吃法

甲鱼烧汤：甲鱼与黄芪、枸杞子等药材，或是与鸡肉搭配炖汤，或是放入料酒、姜、葱清炖等，风味都极佳。

甲鱼红烧：甲鱼配以里脊肉、香菇等，也是相当开胃诱人的。

甲鱼清炒：去甲鱼肉及其裙边清炒，也相当鲜味宜人。

搭配宜忌

宜：甲鱼与冬瓜同食，可以润肤、明目、减肥；甲鱼、桂圆、山药三者相配食用，有补脾胃、益心肺、滋肝肾、润肤健肤、明目的作用。

忌：甲鱼与芹菜一同食用可使蛋白质变性，影响营养吸收。

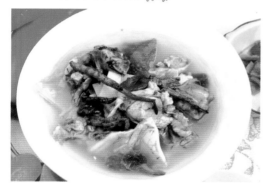

圆肉炖甲鱼

⬤ 原料 甲鱼1只(250克)，桂圆肉、巴戟天各10克，冬虫夏草少许。

⬤ 调料 精盐适量。

✂ 制作步骤

❶ 将甲鱼宰杀，洗涤整理干净，剁成小块；冬虫夏草、桂圆肉、巴戟天分别洗净，沥去水分。

❷ 将甲鱼肉、桂圆肉、巴戟天、冬虫夏草放入炖盅内，再加入适量开水，盖严盅盖。

❸ 放入沸水锅中，用小火隔水炖约2小时，加入精盐调味，取出上桌即成。

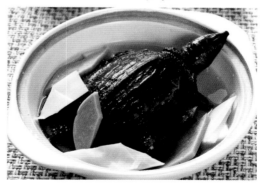

清炖甲鱼

⬤ 原料 甲鱼1只(约400克)，鲜笋200克，金华火腿20克。

⬤ 调料 精盐、鸡精各1小匙，高汤200克。

✂ 制作步骤

❶ 将甲鱼宰杀，洗涤整理干净，入沸水锅中焯水，捞出；鲜笋、金华火腿均切成片，备用。

❷ 将甲鱼、鲜笋片、金华火腿片放入盛器中，再加入高汤、精盐、鸡精，上笼蒸1小时至熟，取出上桌即可。

养生甲鱼汤

⬤ 原料 甲鱼1只，生地25克，知母、百部各10克，地骨皮15克。

⬤ 调料 葱段、姜块各25克，料酒4小匙，精盐1大匙，白糖1小匙，植物油3大匙，鸡汤8杯。

✂ 制作步骤

❶ 甲鱼洗涤整理干净，切成块，放入沸水中略焯，捞出洗净。

❷ 锅中加入鸡汤，放入甲鱼肉、料酒、精盐、白糖、葱段、姜块，用大火烧沸后转小火炖至六分熟，再加入装有百部、地骨皮、生地、知母的纱布袋，续炖至熟烂，拣去葱段、姜片、

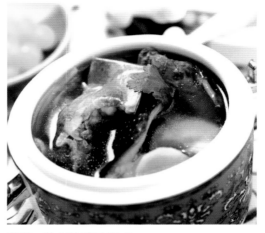

药袋，淋上熟猪油即成。

防癌抗癌食疗偏方 4

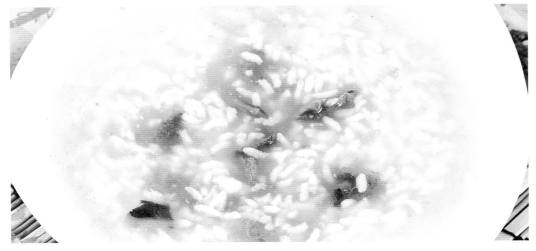

甲鱼粥

⚑ **原料** 大米150克，甲鱼1只。

⚑ **调料** 葱花、姜丝、精盐、味精、料酒各少许，植物油适量。

🎀 **制作步骤**

❶ 将甲鱼斩去头，用开水稍烫，刮净软边上的黑皮和肚下的黄皮，揭盖取出内脏，洗净，剁去爪尖，再剁成小块，下入沸水中烫透，然后用温水逐块洗净；大米淘洗干净，备用。

❷ 锅中加油烧热，先下入葱花、姜丝煸香，再放入甲鱼肉略炒，然后加入清水、料酒、精盐，用小火煮至八分熟，捞出甲鱼肉，拆去骨头，甲鱼汤倒入盆中，待用。

❸ 另起锅，放入清水、大米，煮沸后加入甲鱼汤，熬煮至粥成，再下入甲鱼肉，加入味精、精盐，再次煮沸即可。

马铃薯烧甲鱼

⚑ **原料** 甲鱼1只(约600克)，马铃薯100克。

⚑ **调料** 姜末、蒜末各适量，鸡精、胡椒粉、酱油各1/2小匙，味精、料酒各1小匙，豆瓣2小匙，鲜汤100克，植物油4大匙。

🎀 **制作步骤**

❶ 将马铃薯去皮、洗净，切成滚刀块；甲鱼宰杀，去内脏，洗净，斩成块，入沸水锅中焯一下，捞出，沥水备用。

❷ 炒锅置火上，倒入植物油烧至五成热时，下入豆瓣、姜末、蒜末炒香出味，呈红色后注入鲜汤，再放入甲鱼内、马铃薯块，然后加入调

防癌抗癌食疗偏方 5

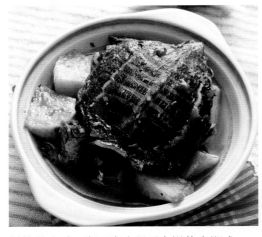

料烧熟入味，待汤汁浓稠后出锅装盘即成。

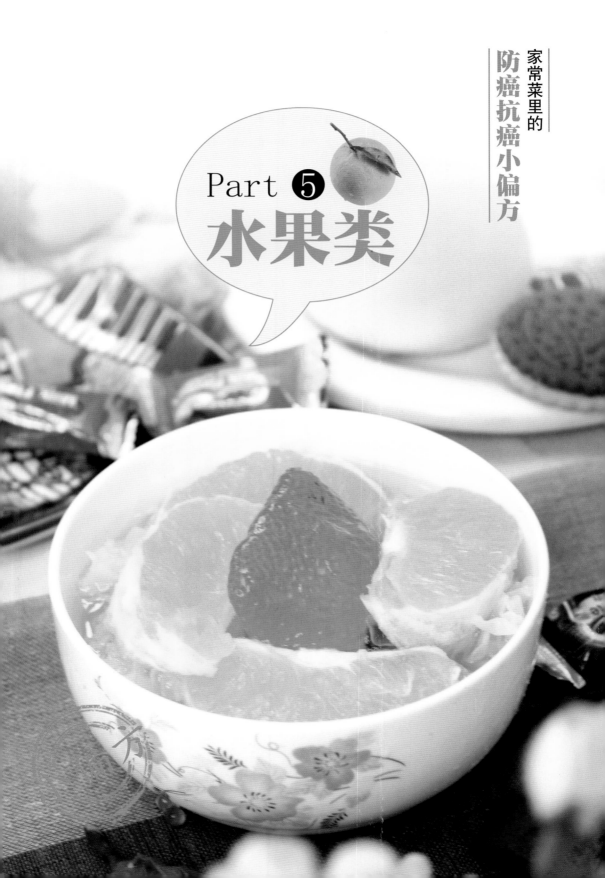

Part **5**
水果类

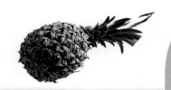

菠萝 boluo

菠萝原名凤梨，原产巴西，南洋称凤梨。是热带和亚热带地区的著名水果，深受人们喜爱。

别 名	中医食性	不适用者	适用者
番梨、凤梨、露兜子	性温热、味甘、有小毒	患溃疡病、肾脏病及凝血功能障碍者	一般人群均可

⊖ 营养分析

菠萝含水分、蛋白质、脂肪、膳食、纤维、烟酸、钾、钠、锌、钙、磷、铁、胡萝卜素、硫胺素、核黄素、维生素C等多种维生素和矿物质，另含多种有机酸及菠萝蛋白酶等。

⊖ 营养优势

菠萝有利于局部血液循环的改善，降血压，对于炎症和水肿的消除很有帮助，也能够防止脂肪积聚。长期食用菠萝皮，心脑血管及糖尿病的发病率显著降低，并有一定的抗癌效果。

⊖ 营养吃法

由于菠萝中含有刺激作用的甙类物质和菠萝蛋白酶，易引起过敏，因此，果皮和果刺修净后，应将果肉切成块状，在稀盐水或糖水中浸泡1小时，浸出甙类，然后再吃，这样不仅可以防止过敏，菠萝的味道也变得更加鲜美。

⊖ 选购储存

❶ **选购**：新鲜成熟的菠萝结实饱满，果皮黄中略带青色，表皮凸起物没有磨损，散发清新果香。果皮呈青绿色，表示菠萝还没熟透，含有的糖分较低，口感差。如果发现叶片容易折断或松脱，表示已经过熟。

❷ **储存**：买回来的菠萝只要放在常温下、通风处即可，但是不宜长期贮藏。已经削皮的菠萝必须放进冰箱冷藏，但不要超过两天。

搭配宜忌

宜：菠萝搭配白糖，具有生津止渴、开胃的功效。

忌：菠萝和鸡蛋不宜同时食用，否则会影响蛋白质的吸收；菠萝和牛奶不能同时食用，否则会使牛奶失去原有的营养价值；菠萝和白萝卜同食，会引发甲状腺肿大。

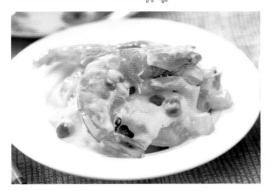

奶丝菠萝虾

🍃 原料 鲜虾250克，菠萝50克，豌豆25克。

🍃 调料 卡夫奇妙酱50克，炼乳30克，白糖1/2大匙。

✂ 制作步骤

❶ 将鲜虾去掉虾须，剔去虾线，用清水漂洗干净，沥净水分；菠萝去皮，洗净，切成小丁；豌豆洗净。

❷ 净锅置火上，放入清水烧沸，倒入鲜虾、菠萝丁、豌豆焯至熟嫩，捞出沥水。

❸ 净锅置火上，放入卡夫奇炒酱、炼乳、白糖炒至发黏，加入鲜虾、菠萝丁、豌豆炒匀即可。

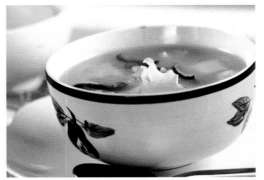

菠萝银耳羹

🍃 原料 菠萝肉50克，水发银耳2朵，红枣、青豆各少许。

🍃 调料 冰糖2大匙。

✂ 制作步骤

❶ 将银耳用清水泡发，去蒂、洗净，撕成小朵；红枣去核，备用。

❷ 炒锅置火上，加入清水、冰糖煮至溶化，再放入银耳、菠萝肉、红枣、青豆，用小火煮至汤汁浓稠时，出锅装碗即可。

菠萝腰果炒草菇

🍃 原料 菠萝1个，腰果10克，鲜芦笋200克，草菇1/2罐，甘笋30克，青椒丁5克，番茄丁50克。

🍃 调料 精盐1/2小匙，咖喱粉、白糖各1小匙，淀粉1大匙，番茄汁2大匙，植物油4小匙。

✂ 制作步骤

❶ 草菇洗净，切成块；甘笋去皮，洗净，切成粒，用开水略烫，捞出；芦笋洗净，切成段，放入沸水中略煮，捞出过凉，沥干水分。

❷ 菠萝去皮，取肉，切成小粒，用淡盐水浸泡一下，捞出沥干。

❸ 锅中加油烧热，放入草菇略炒，再加入咖

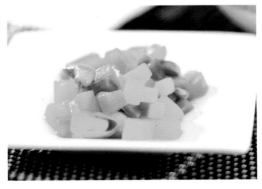

喱粉、番茄汁炒匀。然后放入番茄丁、甘笋粒、青椒段、芦笋炒香，再加入菠萝粒、腰果翻匀，即可出锅装盘。

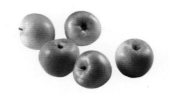

苹果 pingguo

苹果的果实呈圆形,味甜或略酸,是常见水果,具有丰富的营养成分,有食疗、辅助治疗功能。

别 名	中医食性	不适用者	适用者
平安果、天然子	性平,味甘、微酸	胃寒、脾胃虚弱患者	一般人群均可

G 营养分析

苹果中含蛋白质、脂肪、膳食纤维、碳水化合物、胡萝卜素、硫胺素、核黄素、烟酸、维生素C、维生素E、钾、钠、钙、镁、铁、锰、锌、铜、磷、硒、果胶、奎宁酸、柠檬酸、酒石酸等。

G 营养优势

中医认为,苹果具有生津止渴、润肺除烦、健脾益胃、养心益气、润肠醒酒等功效。可以维持血糖,降低胆固醇,且具有增强记忆力、缓解疲劳的功效。苹果中含的多酚及黄酮类天然化学抗氧化物质,可以降低患肺癌的患病风险。

G 营养吃法

早上吃苹果对人体最有利。苹果宜每天食用1~2个,不宜过量。

饭后立刻吃苹果会影响正常的消化。不能空腹吃苹果,否则会加大胃部负担。

G 选购储存

❶ **选购**:应挑选个大适中,果皮光洁、无虫眼、无损伤、肉质细密、酸甜适度、气味芳香、软硬适度为佳。

❷ **储存**:苹果买回来后,浸泡在盐水中片刻,然后取出用毛巾擦干,放入保鲜袋中,然后再放入冰箱冷藏室即可。

搭配宜忌

宜:苹果与芦荟搭配食用,有生津止渴、健脾益肾、消食顺气等功效;苹果与牛奶同时食,有清凉解渴、生津除热,抗癌防癌的功效;苹果与洋葱同食,可保护心脏。

忌:苹果和胡萝卜同食,会诱发甲状腺肿大。

防癌抗癌食疗偏方 1

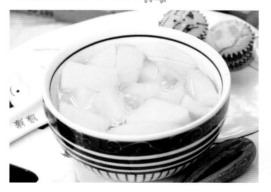

防癌抗癌食疗偏方 2

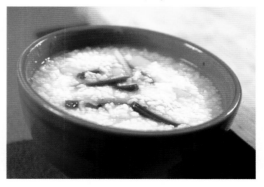

夹沙苹果

🍎 **原料** 青苹果500克, 芦荟100克。

🍎 **调料** 冰糖适量。

✂ **制作步骤**

❶ 芦荟削去外皮, 洗净, 再切成条, 放入沸水锅中焯烫一下, 捞出, 用冷水过凉, 沥干水分。

❷ 将青苹果洗净、去皮, 从中间剖开, 去除果核, 切成小块。

❸ 净锅置火上, 加入适量清水, 先下入青苹果块、芦荟条大火烧沸, 再撇去浮沫, 转小火煮约20分钟。然后加入冰糖煮至完全溶化, 出锅倒入大碗中晾凉, 即可上桌。

苹果木瓜粥

🍎 **原料** 糯米粥1大碗, 木瓜、苹果各1个, 山楂糕1块。

🍎 **调料** 冰糖2大匙。

✂ **制作步骤**

❶ 苹果削去外皮, 去掉果核, 用清水洗净, 切成小块; 山楂糕改刀切成小条。

❷ 将木瓜削去外皮, 切开后去掉瓜瓤, 洗净后切成小条。

❸ 净锅置火上, 放入糯米粥烧沸, 加入苹果块、木瓜条、山楂条拌匀, 用中火煮5分钟, 再加入冰糖煮匀, 出锅装碗即可。

酿苹果

🍎 **原料** 苹果6个, 枣泥150克。

🍎 **调料** 甜桂花卤少许, 水淀粉1大匙, 白糖250克, 熟猪油1000克。

✂ **制作步骤**

❶ 将苹果削皮, 从上端1/4处切下作盖子, 再去核, 洗净备用。

❷ 炒锅中加入熟猪油烧至五成热, 放入苹果焐透, 捞出沥油, 分别填入枣泥25克, 盖上盖子, 放入盘中, 然后放入笼屉中, 蒸约10分钟, 待用。

❸ 炒锅复置火上, 加入清水25克和白糖烧

防癌抗癌食疗偏方 3

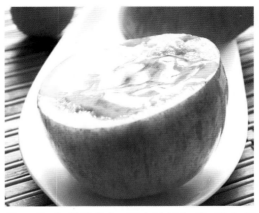

沸, 再加入甜桂花卤, 用水淀粉勾芡, 浇在苹果上即成。

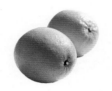

橘子 juzi

橘子色彩鲜艳、酸甜可口，是秋冬季常见的美味佳果，是人们生活中最常见的水果之一。果皮可入药。

别　名	中医食性	不适用者	适用者
柑橘、宽皮橘、蜜橘、黄橘、红橘	性凉，味甘、酸	风寒咳嗽、痰饮咳嗽者不宜食用橘子	一般人群均可

⑤ 营养分析

橘子中含有蛋白质、脂肪、膳食纤维、碳水化合物、胡萝卜素、硫胺素、核黄素、烟酸、维生素C、维生素E、钾、钠、钙、镁、铁、锰、锌、铜、磷、硒。尚含有橙皮甙、柠檬酸等物质。

⑤ 营养优势

橘子中含有大量的维生素C，能够美容养颜，抗衰老。橘子中含有柠檬酸，可以有效地驱除疲劳。橘子中含有一种叫"诺米灵"的物质，可以抑制癌细胞的生长。

⑤ 营养吃法

橘子可剥皮直接食用，也可以榨汁饮用。橘子汁可配搭番茄、蜂蜜或者柠檬饮用；橘子汁可制作成果冻食用；小孩饮用时，橘子汁加适量温开水更佳。

⑤ 选购储存

❶ **选购**：橘子的底部有明显小圆圈的，为雌橘子，有小圆点的则为雄橘子。雌橘子多半比雄橘子要甜一些。橘子底部捏起来感觉软的，多为甜柑橘，捏起来硬硬的，一般皮较厚，吃起来口感多半较酸。拿起橘子，侧面看，长柄的一端突出的比凹进去的酸。

❷ **储存**：首先橘子上不能带水，把橘子放到篮子里或纸箱中，放在避光通风处。橘子放冰箱果味会变酸，可以把水烧开，把橘子放进去，泡10秒钟，捞出来，晾干后放入塑料袋，挤出空气，放进冰箱，可保存将近20天。

搭配宜忌

宜：橘子与冰糖一同食用，其补充维生素C的效果更好。

忌：橘子汁与螃蟹同食，易患软痈；橘子汁与獭肉同食，会产生恶心感觉；橘子汁与槟榔，容易致癌。

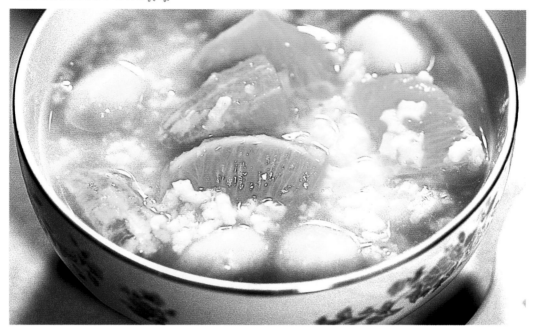

橘子汤圆粥

🔺原料 稀粥1碗, 鲜橘子1个, 汤圆5个。

🔺调料 白糖1大匙。

🎀 制作步骤

❶ 橘子去皮、分瓣; 汤圆下沸水中煮至熟

透, 见浮起, 捞出。

❷ 锅中倒入稀粥煮沸, 下入汤圆及调料, 最后下入橘子瓣煮透, 出锅装碗即可。

橘子水晶糕

🔺原料 水晶粉500克, 橘子汁800克, 食用黄色素适量。

🔺调料 甜蜜素1大匙, 白砂糖500克。

🎀 制作步骤

❶ 将水晶粉放入盆中, 加入50℃的温水, 浸泡30分钟, 备用。

❷ 坐锅点火, 加入清水、水晶粉、白砂糖烧热(要不停地搅动), 待温度到达90℃时关火, 再加入橘子汁、甜蜜素、食用黄色素迅速搅匀, 然后将煮好的糕液过滤, 倒入瓷盘中, 放置2小时至凝固, 即成橘子水晶糕。

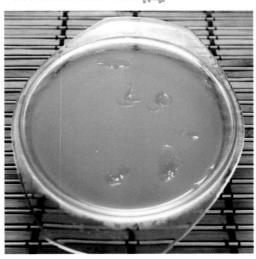

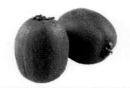

猕猴桃 mihoutao

猕猴桃是猕猴桃科植物猕猴桃的果实。很多人以为是新西兰特产，其实猕猴桃的祖籍是中国。

别　名	中医食性	不适用者	适用者
奇异果、阳桃	性凉，味甘、酸	脾虚便溏者、风寒感冒、慢性胃炎者	一般人群均可

G 营养分析

猕猴桃中含能量、蛋白质、水分、脂肪、膳食纤维、碳水化合物、胡萝卜素、硫胺素、核黄素、烟酸、维生素C、维生素E、钾、钠、钙、镁、铁、锰、锌、铜、磷、硒等营养成分。

G 营养优势

猕猴桃是一种高营养、低热量的水果，对消化道癌症、消化不良、食欲缺乏、肝炎、尿结石等都有治疗作用。经常食用猕猴桃还可以预防老年骨质疏松症、防治动脉硬化、改善心肌功能、预防心脏病等。

G 营养吃法

猕猴桃虽好，但也不宜多食。每日吃1～2个既能满足人体需要，其营养成分又能被人体充分吸收；食用时间以饭后1～3个小时较为合适，不宜空腹吃。

G 选购储存

❶选购：挑选时，注意猕猴桃表面绒毛要整齐，外皮自然散发光泽且无斑点，果实用手掌握拿时稍具弹性，若想要立即食用的话，就要挑选握起来稍软的猕猴桃。

❷储存：猕猴桃放置在阴凉处可保存两个星期。不可将猕猴桃放置于通风处，这样水分流失，就会越来越硬。猕猴桃放在冰箱中冷藏，约可以保存20～25天。

搭配宜忌

宜：橙子与猕猴桃同食，可有效预防关节磨损；猕猴桃和酸奶同食可促进肠道健康，有利于缓解便秘；猕猴桃和蜂蜜同食，有清热生津，润燥止渴之功效；猕猴桃配合生姜食用，有清热、降逆、止呕的功效。

忌：猕猴桃与牛奶同食，会影响消化吸收，出现腹胀、腹痛、腹泻的现象。

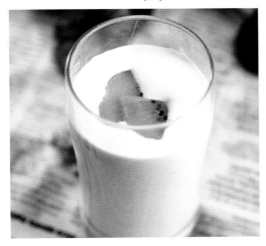

猕猴桃酸奶拌

� **原料** 原味酸奶150克, 猕猴桃1个, 蜂蜜30克。

� **调料** 冰块适量。

✂ **制作步骤**

❶ 将猕猴桃去皮, 切丁备用。

❷ 将酸奶、猕猴桃、蜂蜜混合均匀。

❸ 倒入杯中, 再加入冰块拌匀即可。

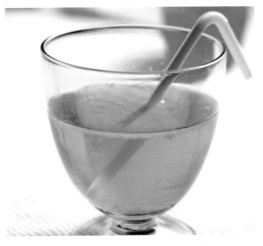

安神猕猴桃汁

� **原料** 卷心菜50克, 猕猴桃3个。

� **调料** 矿泉水40克, 薄荷3片。

✂ **制作步骤**

❶ 将卷心菜洗净, 用沸水焯熟, 切成大片; 猕猴桃去皮, 切成小块, 备用。

❷ 将猕猴桃、卷心菜、薄荷叶、矿泉水一同放入果汁机中搅打成汁。

❸ 倒入杯中拌匀即可。

猕猴桃橘虾

� **原料** 猕猴桃2个, 橘子、青椒、红椒各1个, 香菇1朵, 草虾400克。

� **调料** 精盐、味精、胡椒粉各少许, 料酒、水淀粉各适量。

✂ **制作步骤**

❶ 将橘子去皮, 取瓣; 猕猴桃去皮, 挖成球形, 备用。

❷ 青椒、红椒、香菇均洗净, 切成菱形块, 待用。

❸ 将草虾洗净、去壳及沙线, 待用。

❹ 锅中放入猕猴桃、橘子、青椒块、红椒

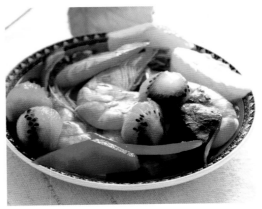

块、香菇块、草虾, 加入精盐、味精、料酒、胡椒粉炒匀, 再用水淀粉勾芡, 出锅装盘即可。

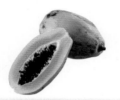

木瓜 mugua

木瓜的果实呈长圆形、卵形或洋梨形，成熟时果皮由绿变黄、橙黄色或红色。肉厚，肉质软滑，甜、有香味。

别　名	中医食性	不适用者	适用者
番瓜、海棠梨、铁脚梨	性温、味酸、无毒	过敏体质、小便淋痛患者及孕妇	一般人群均可

G 营养分析

木瓜鲜果中含赖氨酸、缬氨酸、异亮氨酸、齐墩果酸、蛋白质、总糖、果胶、钙、磷、铁、维生素C。其维生素C的含量是苹果的48倍，在水果界堪称是"维生素C之王"。

G 营养优势

木瓜所含的果酸成分具有护肝降酶、平肝和胃、抗炎抗菌、降低血脂、软化血管等功效。木瓜具有阻止人体致癌物质亚硝胺合成的作用，对消化道癌症、消化不良、食欲缺乏、肝炎、尿结石等都有辅助治疗作用。

G 营养吃法

木瓜每次食用1/4个，不宜过量。

尽量不要食用冰镇木瓜或冰的木瓜牛奶，否则会造成胃部不适。

木瓜、鲜奶、蜂蜜、椰子汁同食，能有效消除疲劳，对消化不良者也颇有裨益。

G 选购储存

❶ **选购：** 挑选木瓜宜选择外观无瘀伤凹陷，果型以长椭圆形且尾端稍尖为佳。公木瓜椭圆形，身重，核少肉结实，味甜香。母木瓜身稍长，核多肉松，味稍差。木瓜成熟时，瓜皮呈黄色，味特别清甜。

❷ **储存：** 成熟的木瓜肉很软，不易保存，买回后要立即食用。若木瓜买后不打算立即食用，建议选购尚未全黄、略带青色为宜，待回家后常温下可保存1~2天，若以报纸包好放入冷箱冷藏，可保存4~5天。

搭配宜忌

宜：木瓜和牛奶搭配，可以美容养颜；木瓜和蘑菇搭配，可以降脂降压；木瓜和带鱼搭配，可以补气养血；木瓜和香菇搭配，可以降压减脂。

忌：木瓜中的番木瓜碱，对人体有小毒，每次食量不宜过多。

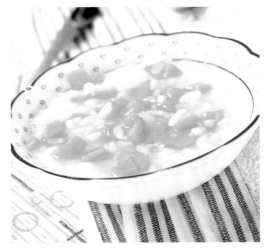

木瓜米粥

🔺 原料 大米150克, 木瓜1个。

🔺 调料 白糖100克。

❀ 制作步骤

❶ 将木瓜冲洗干净, 去皮后入笼蒸熟, 趁热切碎; 大米淘洗干净。

❷ 锅置火上, 加入适量清水, 先放入木瓜和大米, 用大火煮沸, 再改用小火煮至粥熟, 然后撒入白糖调匀, 即可盛出食用。

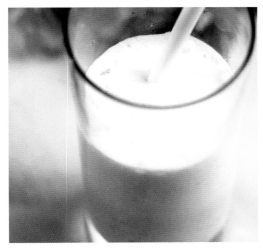

木瓜核桃酸奶拌

🔺 原料 牛奶150克, 原味酸奶75克, 木瓜1/2个, 核桃50克。

🔺 调料 蜂蜜30克, 冰块适量。

❀ 制作步骤

❶ 将木瓜洗净, 切成小丁; 核桃仁烤香后切碎, 备用。

❷ 将酸奶、牛奶、木瓜、蜂蜜混合均匀。

❸ 倒入杯中, 加入冰块、核桃碎拌匀即可。

木瓜排骨煲鸡爪

🔺 原料 鸡爪6只, 猪排骨300克, 木瓜250克。

🔺 调料 姜片5克, 精盐、味精各1大匙, 鲜汤500克。

❀ 制作步骤

❶ 木瓜洗净, 去皮及瓤, 切成大块。

❷ 鸡爪洗净, 放入温水中浸泡, 再剁去爪尖, 撕去老皮, 用沸水焯烫一下, 捞出冲净。

❸ 猪排骨洗净, 剁成小段, 再放入沸水锅中略焯, 捞出沥干。

❹ 砂锅上火, 加入鲜汤及适量清水, 先下入木瓜块、鸡爪、排骨段、姜片, 用大火烧沸, 再

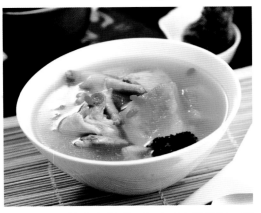

撇去浮沫, 转中火煲约1小时至肉熟汤浓, 然后放入精盐、味精煮至入味, 即可关火上桌。

山楂 shangzha

山楂为蔷薇科落叶灌木或小乔木植物野山楂或山里红的果实。有很高的营养和医疗价值，被人们视为"长寿食品"。

别　名	中医食性	不适用者	适用者
北山楂、红果绿梨、棠棣、山里红	性微温，味甘、酸	孕妇、儿童、胃酸分泌过多者	一般人群均可

⑤ 营养分析

山楂营养丰富，几乎含有水果所含的所有营养成分，特别是有机酸、维生素C和钙的含量较高。尚含解脂酶、鞣质等，以及对大肠杆菌、绿脓杆菌、痢疾杆菌有抑制作用的成分。

⑤ 营养优势

山楂的含钙量较高，能够满足儿童及老年人对钙质的需求。山楂提取物对癌细胞体内生长、增殖和浸润转移均有一定的抑制作用。山楂还具有软化血管、降血脂、增强和调节心肌功能、防治冠状动脉硬化等作用。

⑤ 营养吃法

山楂不能空腹吃。尽量不食用生山楂。山楂有帮助消化的作用，再配上同样清爽的白菜心，特别适合食积不化、脂肪堆积者食用。

⑤ 选购储存

❶ **选购**：在选购山楂时最好挑选果形整齐端正，无畸形，山楂扁圆形的偏酸，近似正圆形的则偏甜，果实个大且均匀，果皮新鲜红艳、有光泽、无皱缩，没有虫眼或外伤，具有清新的酸甜口味为佳。

❷ **储存**：山楂应低温保存，避免阳光直射。洗干净后，用保鲜袋密封起来，最好能把里面的空气全都排尽，然后放到冰箱的冷冻室里。

搭配宜忌

宜：山楂搭配枸杞子食用，可以补肝益肾；山楂搭配杜仲食用，有降血压之效；山楂与白糖搭配食用，可降低血脂，改善消化功能，增加食欲；山楂与菊花同食，能扩张冠状动脉，改善心脏功能；山楂与猪肉同吃，具有祛斑、消痰的功效。

忌：山楂不宜搭配海鲜食用，会刺激肠胃，引起不适。

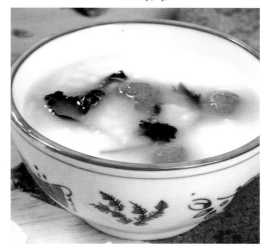

山楂紫苏粳米粥

⛰原料 山楂10克,紫苏20克,大米100克

⛰调料 冰糖1大匙。

✂ 制作步骤

❶ 将紫苏去杂质洗净;山楂洗净,去籽;大米淘洗干净。

❷ 将山楂、大米、紫苏同放铝锅内,加水800克,置大火上烧沸,撇净浮沫,再加冰糖适量,再用小火煮35分钟即成。

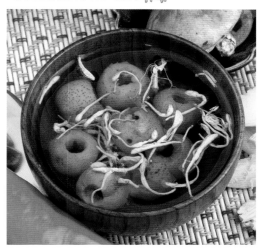

金银花山楂汤

⛰原料 金花30克,山楂10克。

⛰调料 蜂蜜20克。

✂ 制作步骤

❶ 将山楂去核,洗净。

❷ 金银花用清水冲洗干净,备用。

❸ 将金银花、山楂放入砂锅内,加入4碗清水煎至2碗,去渣取汁,再加入蜂蜜,搅拌均匀即可。

山楂珍珠羹

⛰原料 干山楂100克,珍珠粉50克。

⛰调料 冰糖200克。

✂ 制作步骤

❶ 坐锅点火,加入适量清水,放入山楂,用中火煲30分钟,捞出山楂,用洁净的白布过滤取汁。

❷ 冰糖加入500克清水煮20分钟,备用。

❸ 锅再上火,加入山楂水、冰糖水煮至微沸,再将珍珠粉用清水调匀,徐徐倒入锅中推匀,即可出锅装碗。

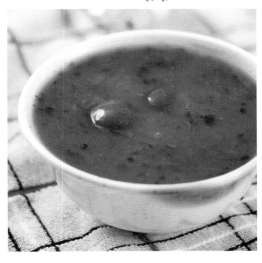

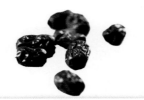

大枣 dazao

大枣，自古以来就被列为"五果"（桃、李、梅、杏、枣）之一，历史悠久。可鲜食也可制成干果或蜜饯果脯等。

别名	中医食性	不适用者	适用者
红枣、枣	性温、味甘	患有皮肤病疮肿者忌食	一般人群均可

营养分析

大枣富含蛋白质、脂肪、糖类、胡萝卜素、B族维生素、维生素C、维生素P及钙、磷、铁和环磷酸腺苷等营养成分。其中维生素C的含量在果品中名列前茅，有"维生素王"之美称。

营养优势

大枣中含有很丰富的营养物质，可以达到防癌抗癌的效果。大枣中含有维生素C，有护肝作用，对防治高血压等都有功效。此外，枣中富含钙和铁，对防治骨质疏松和贫血有重要作用。

选购储存

❶ **选购**：好的大枣皮色紫红，颗粒大而均匀，果形短壮圆整，皱纹少，痕迹浅；皮薄核小，肉质厚而细实。

❷ **储存**：把大枣中混杂的干瘪枣和杂质挑出后，放入滚开的水中焯一遍，迅速捞出，淋干水后放在日光下晒干，然后存放在干燥隔潮的密封容器内，便能避免大枣生虫或变质。

营养吃法

大枣生吃时，枣皮容易滞留在肠道中而不易排出，因此吃大枣时应吐枣皮。过多食用大枣会引起胃酸过多和腹胀。腐烂的大枣在微生物的作用下会产生果酸和甲醇，人吃了烂枣会出现头晕、视力障碍等中毒反应，重者可危及生命，所以要引起注意。

搭配宜忌

宜：大枣宜搭配松子食用，可达到延年益寿之效；大枣宜搭配南瓜食用，补脾益气，解毒止痛；大枣搭配花生食用，可达到健脾利胃之效。

忌：大枣不宜搭配牛奶食用，会影响蛋白质的吸收；大枣不宜搭配葱食用，会导致消化不良。

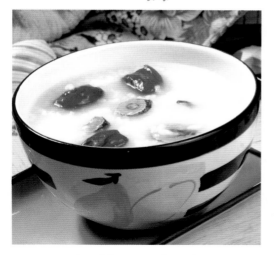

北芪大枣粥

🍲 原料 北芪10克，大枣10枚，大米200克。

🍲 调料 红糖1大匙。

🎀 制作步骤

❶ 把北芪润透，切片；大枣洗净、去核；大米淘洗干净。

❷ 将大米、北芪、大枣同放电饭煲内，加入清水适量，如常规煲粥即成。

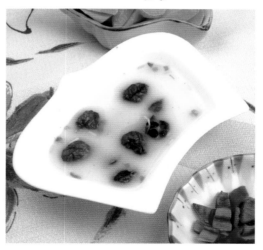

乌豆圆肉大枣汤

🍲 原料 乌豆、大枣各50克，桂圆肉15克。

🍲 调料 冰糖适量。

🎀 制作步骤

❶ 将乌豆用清水浸软，洗净。

❷ 桂圆肉、大枣（去核）洗净，备用。

❸ 将乌豆、大枣、桂圆肉放入锅中，加入适量清水烧沸，再用小火煮30分钟，加入冰糖煮至溶化即可。

冬瓜大枣汤

🍲 原料 冬瓜、大枣各500克，猪瘦肉、洋葱各30克。

🍲 调料 精盐、淀粉、水淀粉各适量。

🎀 制作步骤

❶ 将猪瘦肉洗净，切成小粒，加入淀粉拌匀；冬瓜去皮、洗净，切小粒；大枣去核、洗净，捣成泥状；洋葱洗净，切成小粒，备用。

❷ 锅置火上，加入适量清水烧开，下入冬瓜粒煮熟，再放入洋葱粒、大枣泥搅匀，然后放入猪肉粒煮熟，淋入少许水淀粉煮沸，加入精盐调味即成。

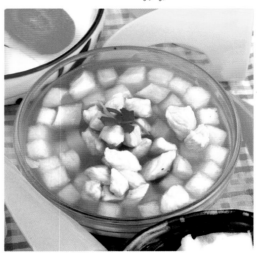

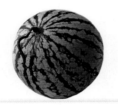

西瓜 xigua

因是在汉代从西域引入，故称"西瓜"。西瓜味道甘味多汁，清爽解渴，是盛夏佳果，堪称"瓜中之王"

别　名	中医食性	不适用者	适用者
水瓜、寒瓜	性寒、味甘、无毒	糖尿病患者、脾胃虚寒、湿盛便溏者	一般人群均可

☞ 营养分析

西瓜除不含脂肪和胆固醇外，含有大量葡萄糖、苹果酸、果糖、精氨酸、番茄素及丰富的维生素C等物质，是一种营养价值很高的安全食品。

☞ 营养吃法

西瓜每次食量约20克，不宜过量。冰镇西瓜，口味更佳。西瓜也可榨汁饮用。

☞ 营养优势

西瓜能够清热降暑、清火除烦、降血压。西瓜富含大量水分，尤其适宜夏季补充人体流失的水分。西瓜利尿，能降低胆色素的含量，用于黄疸病的治疗。西瓜能增加皮肤弹性、减少皱纹、增加光泽。

☞ 选购储存

❶ **选购**：将西瓜托在手中，用手指轻轻弹拍，发出"咚、咚"地清脆声，托瓜的手感觉有些颤动，是熟瓜；将西瓜托在手中，用手指轻轻弹拍，发出"噗、噗"声，是过熟的瓜；发出"嗒、嗒"声，是生瓜。用拇指摸西瓜皮，感觉瓜皮滑而硬则为好瓜，瓜皮粘或发软为次瓜。

❷ **储存**：切开的西瓜吃不完，可以用保鲜膜完全包好放进冰箱冷藏，可以保存3天左右。完整的西瓜用保鲜膜整个密封住放在阴凉、通风处，可保存15天左右。

搭配宜忌

宜：西瓜与大蒜搭配食用，对慢性肾炎水肿和肝硬化腹水有一定的效果；西瓜搭配绿茶，具有生津止渴功能，而且能够提神醒脑，镇静情绪。

忌：西瓜不宜和虾搭配，否则会引起腹痛、腹泻、恶心；西瓜不宜和羊肉搭配，否则会伤元气。

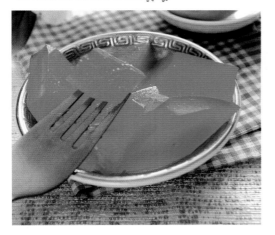

西瓜冰晶

🔺原料 西瓜100克，柠檬汁10克，橘子汁20克。

🔺调料 白糖100克。

🎀 制作步骤

❶ 将白糖放入锅中，加入适量清水熬成糖汁，晾凉后加入柠檬汁、橘子汁调匀，备用。

❷ 将西瓜去皮及子，切成小块，用纱布包起，挤出汁，与糖汁拌匀，倒入深盘中，放入冰箱中冻3小时，取出后切块即可。

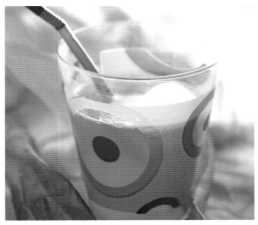

红参西瓜汁

🔺原料 胡萝卜150克，西瓜250克。

🔺调料 冰块适量。

🎀 制作步骤

❶ 将胡萝卜洗净、去皮，切成小条；西瓜切成小块，备用。

❷ 将胡萝卜条、西瓜块一同放入果汁机中搅打成汁。

❸ 倒入杯中，再加入冰块拌匀即可。

西瓜炖鸡块

🔺原料 仔鸡1只，鸡汤1000克，西瓜2000克。

🔺调料 精盐1小匙，味精3/5小匙，水淀粉1大匙，葱段、姜块各适量。

🎀 制作步骤

❶ 将鸡洗净，剔去鸡骨，切成3厘米见方的块；西瓜从蒂部向下1/4处，用小刀刻成波浪形，取下瓜盖，将瓜瓤用勺挖出，去掉瓜子，在瓜皮上雕刻出花纹图案，再把瓜皮放沸水中烫一下，捞出，用冷水冲凉。

❷ 将鸡肉放在碗内，加精盐、味精、淀粉拌均匀，在沸水中氽透捞出，放在碗内，加葱

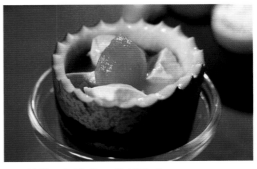

段、姜块，上笼蒸30分钟取出。

❸ 将西瓜盅放在碗内注入烧沸的鸡汤，加入鸡块、西瓜块，拣去葱段、姜块，加入精盐、味精，调匀后放笼内蒸5分钟即成。

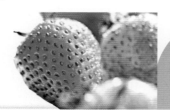

草 莓 caomei

草莓及夏季浆果，外观呈心形，鲜美红嫩，果肉多汁，含有特殊的浓郁水果芳香。

别 名	中医食性	不适用者	适用者
朱果、地莓、大草莓	性凉，味酸、甘	痰湿内盛、肠滑便泻、尿路结石者	一般人群均可

G 营养分析

草莓营养丰富，含有果糖、蔗糖、柠檬酸、苹果酸、水杨酸、氨基酸，以及钙、磷、铁等矿物质。此外，它还含有多种维生素，尤其是维生素C含量非常丰富。草莓还含有果胶和丰富的膳食纤维。

G 营养优势

草莓中的维生素和果胶对改善便秘及治疗痔疮、高血脂、高胆固醇等病症有显著效果。食用草莓能增强人体抵抗力，并且还有解毒、预防坏血病、防治动脉硬化及冠心病。此外，草莓具有防癌的功效，是老少皆宜的健康食品。

G 营养吃法

首先用流动自来水连续冲洗草莓几分钟，把草莓表面的病菌、农药及其他污染物除去大部。再用淡盐水冲洗，去除可能残存的有害物。最后，用净水（或冷开水）冲洗一遍即可。每次10颗草莓，不宜过量。

G 选购储存

❶**选购**：蒂头叶片鲜绿、有细小绒毛，草莓表面光亮、色泽鲜亮、有光泽，结实、手感较硬，且无损伤腐烂的草莓才是好草莓。不要去买长得奇形怪状的畸形草莓。

❷**储存**：草莓适宜保存在10℃以下，0℃以上的条件下。草莓也可以采用新鲜速冻的方法保存，冻成冰草莓，这样保存时间较长。草莓保存最好不要沾水。

搭配宜忌

宜：草莓和牛奶搭配，有助于维生素B_{12}的吸收，两者同食有清凉解渴、增加营养、养心安神的功效；将鲜草莓、冰糖一同隔水煮烂，治疗干咳无痰，日久不愈。

忌：草莓不宜与樱桃同食，容易引发上火。

防癌抗癌食疗偏方 1

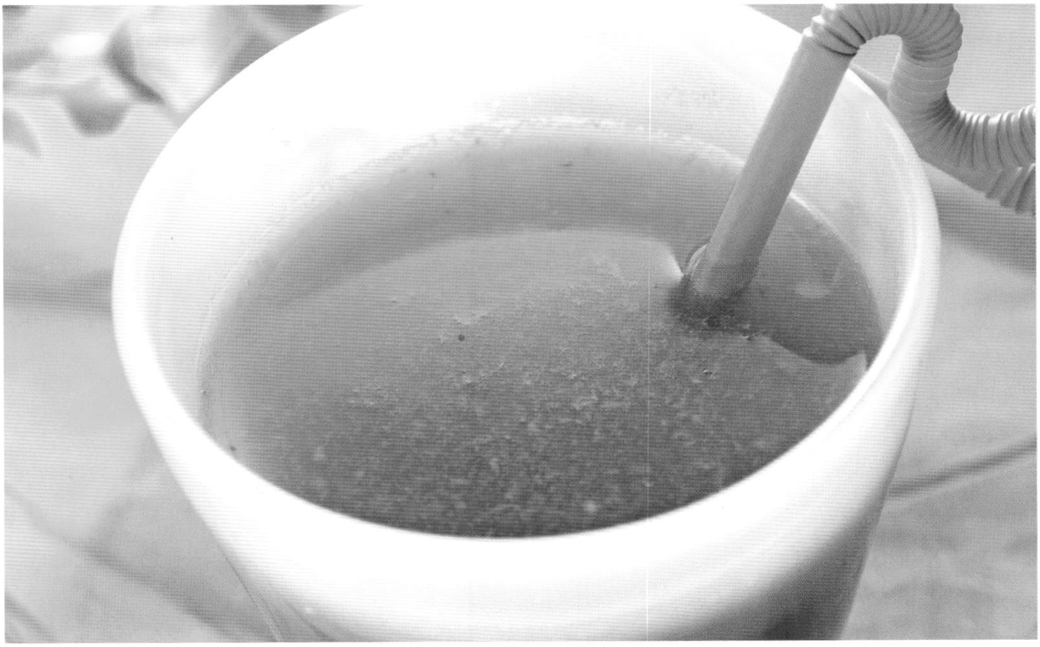

草莓西瓜汁

原料 草莓10个，西瓜250克。

调料 冰块适量。

制作步骤

❶ 将草莓洗净、切成小块。

❷ 西瓜切块，备用。

❸ 将草莓块、西瓜块一同放入果汁机中，搅打成汁。倒入杯中，再加入冰块拌匀即可。

香橙银耳糖水

防癌抗癌食疗偏方 2

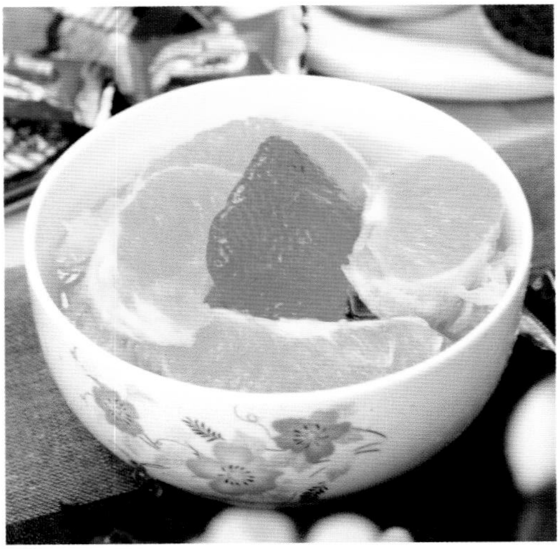

原料 香橙300克，银耳30克，草莓2个。

调料 冰糖适量。

制作步骤

❶ 香橙去皮，切片；银耳浸泡洗净，撕成小瓣；草莓洗净，待用。

❷ 锅内加入清水，放入银耳，煮开后改小火煮20分钟左右。

❸ 放入香橙、草莓，再次煮开。加入冰糖，续煮10分钟即可。

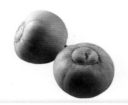

香瓜 xianggua

香瓜由于清香袭人、味道香甜而得名。香瓜是夏令消暑瓜果，其营养价值可与西瓜媲美。

别　名	中医食性	不适用者	适用者
甘瓜、甜瓜	性寒、味甘、无毒	脾胃虚寒、腹胀便溏者	一般人群均可

☞ 营养分析

香瓜的甜香令人心旷神怡，除含有水分、碳水化合物和蛋白质外，也含有维生素A、维生素C、维生素B_2、钙、磷、铁等多种维生素和矿物质，且其芳香物质、矿物质、糖分和维生素C的含量则明显高于西瓜。此外，香瓜中还含有可以将不溶性蛋白质转变成可溶性蛋白质的转化酶。

☞ 营养优势

中医确认香瓜具有"消暑热、解烦渴、利小便"的显著功效，适合夏季食用。香瓜含有的葫芦素具有抗癌作用，能防止癌细胞扩散。此外，香瓜中的瓜子有驱蛔虫的效果。

☞ 选购储存

❶ **选购**：香瓜有很多品种，白色的要挑果皮光滑的，色泽越白越好；丰田香瓜要挑小的，色泽黄的，闻着有香味的；黄皮香瓜也是挑果皮色泽鲜艳，黄的发红，发紫的最好；伊丽莎白瓜要闻着有香味的，要色泽黄的。

❷ **储存**：香瓜放在冰箱里保鲜，或者密封放在阴凉处。

☞ 营养吃法

香瓜洗净后去皮、去子直接食用。香瓜也可以打成果汁、制果酱、制罐头、腌晒做脯，未熟果实可做蔬食烹调各种菜肴。

因为香瓜较甜，肥胖病人和糖尿病人不宜多食用，一次不超过一个为宜。

搭配宜忌

宜：香瓜与银耳搭配食用，能预防贫血、增强体质。

忌：香瓜不宜与田螺、螃蟹、油饼等共同食用；香瓜的瓜蒂有毒，生食过量即会中毒。

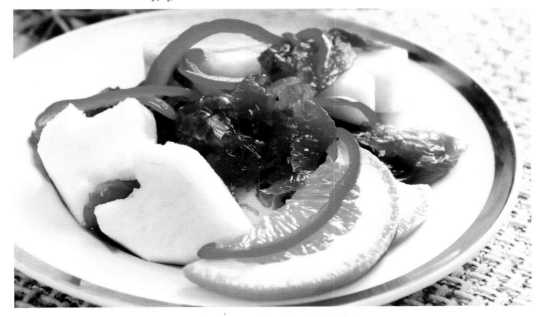

香瓜拌海蜇头

🔺原料 香瓜1个，香橙10片，蜇头200克。

🔺调料 辣椒1根，蒜末少许，精盐、味精、香油各1/2小匙。

✂ 制作步骤

❶ 将香瓜削皮，洗净，用模型印出花样，切片，放入盐水中浸泡一下，备用。

❷ 将辣椒去子、洗净，切丝，待用。

❸ 将蜇头、香瓜、辣椒丝放入碗中，加入精盐、味精、香油拌匀，摆入盘中，用香橙片围边即可。

干贝香瓜鸡肉锅

🔺原料 净仔鸡1/2只，香瓜1个，草菇50克，干贝25克。

🔺调料 姜片15克，精盐2小匙。

✂ 制作步骤

❶ 仔鸡洗净，剁成小块，放入沸水锅内氽烫3分钟，捞出，用清水洗净。

❷ 干贝、草菇洗净，放入汤锅中，加入姜片和清水，用大火煮10分钟，加入鸡肉块，换小火煮20分钟。

❸ 把香瓜去皮、去子，切成小块，放入鸡汤锅内煮3分钟，加上精盐调味，出锅装碗即可。

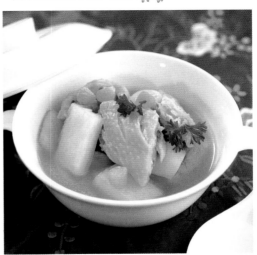

家常菜里的防癌抗癌小偏方 ✦

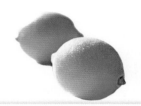

柠檬 ningmeng

柠檬是世界上最有药用价值的水果之一，富含维生素C，是"坏血病"的克星。

别名	中医食性	不适用者	适用者
柠果、益母果	性平，味甘、酸	胃溃疡、胃酸分泌过多和糖尿病患者	一般人群均可

ᴳ 营养分析

柠檬含有极为丰富的柠檬酸和维生素C，同时富含糖类、钙、磷、铁、维生素B_1、维生素B_2、苹果酸、橙皮苷、柚皮苷、香豆精等多种营养成分，且钾含量高、钠含量低，对人体十分有益。

ᴳ 营养吃法

柠檬主要为榨汁用，也可用做烹饪调料，但基本不用作鲜食。煮海鲜的时候加点柠檬汁能去腥。

ᴳ 营养优势

柠檬中富含的柠檬酸和维生素C，是天然的美容佳品，对面部黑斑、雀斑等有明显的预防和改善效果，并能够增加皮肤弹性。它还有很多用途，如预防感冒、刺激造血和有助于降低多种癌症的风险等作用。

ᴳ 选购储存

❶ **选购**：新鲜的柠檬呈鲜黄色，而且色泽会很均匀，不会黄绿分布，皮是发亮的，顶部的那个结是绿色的，如果是褐色的就证明这个柠檬是不新鲜的了。一般比较结实的，比较硬的柠檬就是比较酸的，而较软的柠檬就会没那么酸，但是千万别买软绵绵的柠檬，软绵绵的就是很不新鲜的了。

❷ **储存**：用保鲜膜将柠檬包好放进冰箱是最简单的保存方法。

搭配宜忌

宜：柠檬与香菇同食，具有治疗痛风的功效；柠檬与白糖搭配食用，可降压；蜂蜜与柠檬搭配，有清热解毒的功效；柠檬搭配醋饮用，可减肥美容。

忌：柠檬和牛奶同食，可影响胃肠消化功能；柠檬与胡萝卜同食，不利于营养成分在机体内的消化吸收。

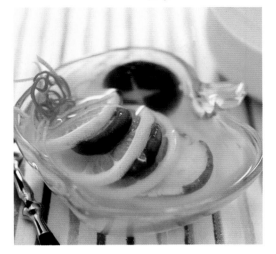

柠檬香菇汤

🔺 原料 香菇200克, 柠檬1个, 红椒丝少许。

🔺 调料 白糖适量, 高汤8杯。

🎀 制作步骤

❶ 将柠檬切片, 再留少许柠檬皮切成丝。

❷ 香菇去蒂、洗净, 剞花刀, 备用。

❸ 汤锅中加入高汤煮沸, 下入所有原料, 加入白糖煮至入味即可。

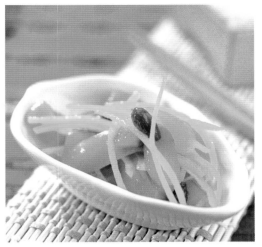

巧拌丝瓜

🔺 原料 丝瓜500克, 柠檬50克。

🔺 调料 枸杞子少许, 精盐1小匙, 白糖1/2小匙。

🎀 制作步骤

❶ 将丝瓜去皮切成条, 放入沸水锅中焯熟, 取出。

❷ 柠檬皮切成丝, 果肉榨成柠檬汁。

❸ 取一盛器, 放入丝瓜、柠檬皮丝、枸杞子、精盐、白糖、柠檬汁, 拌匀即可。

番茄柠檬炖鲫鱼

🔺 原料 活鲫鱼1条, 番茄100克, 柠檬1个。

🔺 调料 精盐、胡椒粉各1/2小匙, 料酒2小匙, 植物油3大匙。

🎀 制作步骤

❶ 柠檬洗净, 切成两半, 一半挤成柠檬汁, 一半切成小片; 番茄去蒂、洗净, 切成小块。

❷ 鲫鱼宰杀, 去鳞、去鳃、除内脏, 洗净沥干, 再放入容器中, 加入精盐、柠檬汁腌渍入味。

❸ 锅中加油烧热, 先下入鲫鱼煎至两面呈金黄色, 再添入适量清水烧沸, 然后撇去浮沫, 放入番茄块、柠檬片煮约8分钟, 再加入

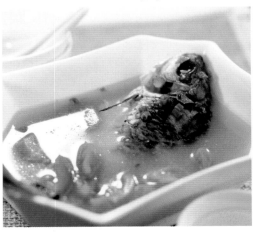

精盐、料酒、胡椒粉煮匀, 即可出锅装碗。

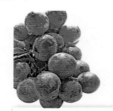

葡萄 putao

葡萄为葡萄科植物葡萄的果实，其营养价值很高，可制成葡萄汁、葡萄干和葡萄酒等。

别　名	中医食性	不适用者	适用者
蒲桃、草龙珠	性平，无毒，味甘、涩	糖尿病、便秘、脾胃虚寒者	一般人群均可

营养分析

葡萄的含糖量高，含葡萄糖、果糖，少量蔗糖、木糖及各种花色素的单葡萄糖甙和双葡萄糖甙，葡萄含钾量也相当丰富。此外，葡萄还含有酒石酸、草酸、柠檬酸、苹果酸、红酒多酚等多种营养物质。

营养优势

葡萄含有的白藜芦醇，可有效防止健康细胞癌变，抑制癌细胞扩散。葡萄还能降低人体血清胆固醇水平，降低血小板的凝聚力，有效地阻止血栓的形成，预防心脑血管病。

营养吃法

葡萄去蒂放在水盆里，加入适量面粉，用手轻搅几下，然后将浑浊的面粉水倒掉，用清水冲净即可。葡萄每天食用约100克，不宜过量。食用葡萄后不能立刻喝水，否则会引起腹胀。葡萄除用于生食外还可以制干、酿酒、制汁、制罐头与果酱等。

选购储存

❶**选购：**葡萄外观新鲜，大小均匀整齐、枝梗新鲜、颗粒牢固、饱满，外有白霜者为最佳。新鲜的葡萄用手轻轻提起时，落籽较少。一般成熟度适中的葡萄，颜色较深、较鲜艳。

❷**储存：**买回来葡萄之后，用纸包好，放在冰箱暂时贮存，不要使用塑料袋，那样会使葡萄表面结霜，引起裂果和腐烂。

搭配宜忌

宜：葡萄和橙子同食，可预防贫血、排毒养颜；葡萄与枸杞子同食，是补血良品。

忌：葡萄与胡萝卜同食，会引起甲状腺肿大；人参与葡萄同食，会引起身体不适；葡萄与水产品中同食，会引起呕吐、腹痛、腹泻。

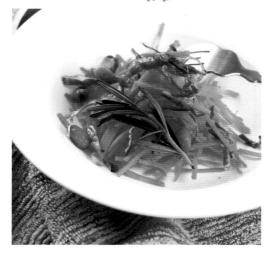

胡萝卜葡萄干沙拉

🍵 原料 胡萝卜200克，葡萄干50克。

🍵 调料 精盐、白糖、柠檬汁、橄榄油各适量。

✄ 制作步骤

❶ 将胡萝卜去皮，洗净，切成细丝，用精盐、白糖、柠檬汁，腌渍2小时。

❷ 将葡萄干洗净，备用。

❸ 将葡萄干放入胡萝卜丝中，淋入橄榄油拌匀，即可上桌食用。

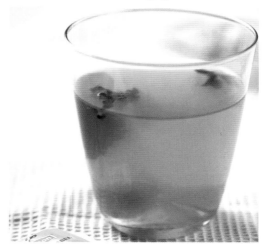

葡萄绿茶

🍵 原料 绿茶10克，葡萄10粒，沸水200克。

🍵 调料 蜂蜜10克。

✄ 制作步骤

❶ 将绿茶和葡萄粒一同放入杯中。

❷ 再加入200克沸水，加盖焖10分钟。

❸ 加入蜂蜜搅匀即可。

山药葡萄粥

🍵 原料 大米100克，山药、莲子、葡萄干各50克。

🍵 调料 白鲜汤1000克，白糖1大匙。

✄ 制作步骤

❶ 山药削去外皮，用清水洗净，切成薄片；莲子浸泡至软，去掉莲子心；葡萄干洗净。

❷ 大米用清水反复淘洗干净，除去沙粒、杂质，放入净锅内，加入清汤，置于火上烧沸。

❸ 加入莲子和葡萄干，用小火熬煮约30分钟，再放入山药片，继续煮10分钟至米熟，加入白糖拌匀即可。

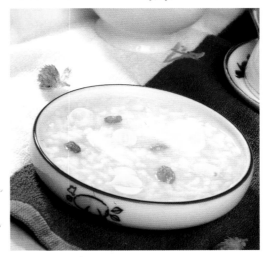

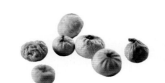

无花果 *wuhuaguo*

无花果是一种开花植物，除鲜食、药用外，还可加工制干、制果脯、果酱、果酒、饮料、罐头等。

别　名	中医食性	不适用者	适用者
蜜果、明目果、映日果、奶浆果	性平，无毒，味甘、微辛	脂肪肝患者、腹泻者	一般人群均可

☞ 营养分析

无花果含水分、蛋白质、脂肪、粗纤维、碳水化合物、灰分、维生素及矿物质等营养成分。还含有柠檬酸、延胡索酸、琥珀酸、苹果酸、丙乙酸、草酸、奎宁酸、蛋白酶及人体必需的多种氨基酸等。

☞ 营养优势

无花果可以有效促进食欲、润肠通便，具有滋补、润肠、开胃、催乳、助消化等作用。无花果含有的活性酶有消肿、降血脂、降血压、降低胆固醇的功能，常食无花果对癌细胞有明显抑制作用。

☞ 营养吃法

无花果可洗净后直接食用。无花果除鲜食、药用外，还可熬制成果酱，也可晒干成为干无花果食用，或者榨无花果汁、制成饮料，具有独特的清香味，生津止渴，老幼皆宜。无花果干无任何化学添加剂，味道浓厚、甘甜。

☞ 选购储存

❶ **选购**：挑选无花果，首先是要挑选大个的、颜色较深、尾部开口较小的无花果。挑购过程中，可以轻捏果实表面，挑选较为柔软的无花果。

❷ **储存**：无花果在常温下不易储存，其最佳储存温度为0℃~2℃，可放入冰箱中冷藏保存。

搭配宜忌

宜：无花果和栗子同食有滋润身体、强腰健骨、增强血液循环、滋润皮肤、促进消化、消除疲劳等作用；无花果与猪蹄配用，能补气血、下乳汁；无花果和大米同食，有助消化、缓泻的作用。

忌：无花果和螃蟹同食，易引起腹泻，损伤肠胃。

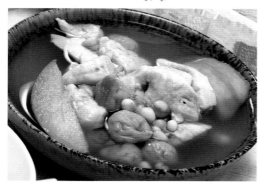

雪梨猪肺汤

🔺原料 雪梨100克，猪肺1个，川贝20克，苹果80克，无花果6粒。

🔺调料 冰糖少许。

✂ 制作步骤

❶ 将猪肺用清水灌洗，挤去血水，冲净，切成大块，放入沸水锅中焯去血沫，捞出沥水。

❷ 将雪梨、苹果洗净，去核，切成块；川贝、无花果洗净。

❸ 煲中加入清水烧沸，下入川贝、无花果、雪梨块、苹果块、猪肺块，再加入冰糖，用大火烧沸，转小火炖2小时即可。

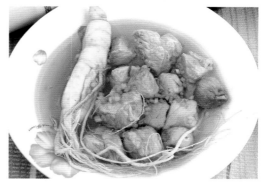

参果炖猪肉

🔺原料 猪瘦肉250克，无花果120克，太子参60克。

🔺调料 姜1块，精盐、料酒各适量。

✂ 制作步骤

❶ 将猪瘦肉洗净，切成块，放入清水锅中烧沸，焯烫出血污，捞出沥水。

❷ 太子参、无花果分别洗净，沥去水分；姜块去皮、洗净，切成片。

❸ 猪瘦肉块、无花果、太子参、姜片放入炖盅内，加入料酒、适量清水，盖上盅盖，入锅隔水炖约1小时，加入精盐调味，取出上桌即成。

无花果南北杏炖苹果

🔺原料 苹果2个，无花果50克，南杏仁、北杏仁各10克。

🔺调料 冰糖适量。

✂ 制作步骤

❶ 苹果洗净去核切块。

❷ 无花果、南北杏放碗里洗净。

❸ 将以上材料放入炖盅，后加入适量水。放入锅里，加盖隔水炖1小时即可。

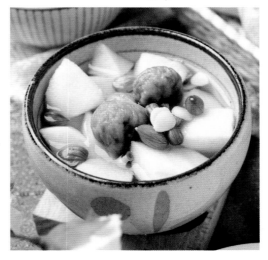

防癌抗癌食疗偏方 4

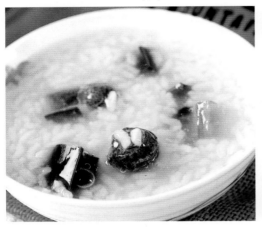

芦荟无花果粥

🍲 原料 大米150克，芦荟15克，无花果20克。

🍮 调料 无。

✂ 制作步骤

❶ 将芦荟洗净，切成2厘米见方的块；无花果洗净，切成片；大米淘洗干净，备用。

❷ 坐锅点火，加入适量清水，放入芦荟、大米、无花果，先用大火烧沸，再改用小火煮35分钟至粥成，即可出锅装碗。

防癌抗癌食疗偏方 5

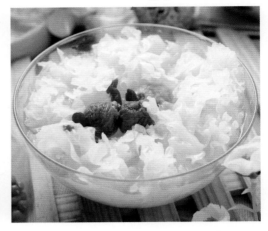

无花果炖银耳

🍲 原料 银耳80克，无花果50克，枸杞子5克。

🍮 调料 红糖适量。

✂ 制作步骤

❶ 将银耳放入清水中泡发，去蒂，洗净，撕成小朵；枸杞、无花果洗净，沥干水分。

❷ 取炖盅1个，放入银耳、无花果、枸杞子、红糖，加入适量清水。

❸ 蒸锅置火上，加入适量清水烧沸，放入炖盅，隔水炖约1小时，取出上桌即可。

胡萝卜无花果汤

🍲 原料 胡萝卜300克，无花果50克。

🍮 调料 葱段、姜片各10克，精盐、味精各1/2小匙，胡椒粉1/3小匙，料酒1小匙，肉汤500克，植物油1大匙。

✂ 制作步骤

❶ 将胡萝卜去皮、洗净，切成滚刀块；无花果洗净，切成两半。

❷ 坐锅点火，加入植物油烧至六成热，先下入姜片、葱段炒出香味，烹入料酒，添入肉汤烧沸。

❸ 再放入胡萝卜块、无花果块，转小火煲约

防癌抗癌食疗偏方 6

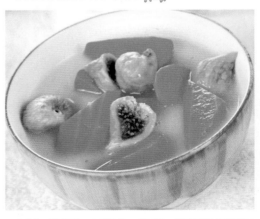

2小时，然后加入精盐、味精、胡椒粉调好口味，出锅装碗即可。

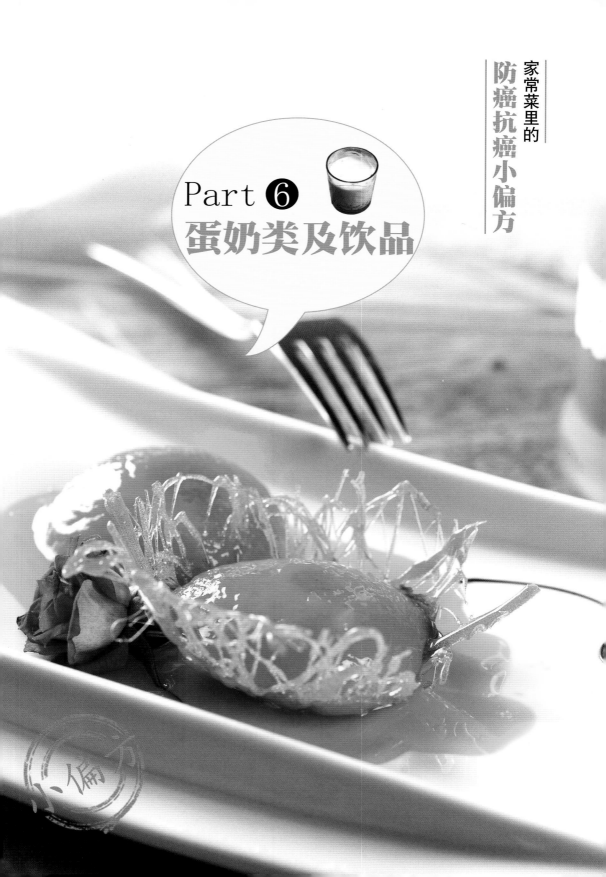

Part ❻
蛋奶类及饮品

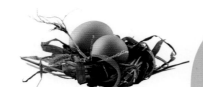

鸡蛋 jidan

鸡蛋，是母鸡所产的卵，富含各类营养，是人类常食用的食品之一。

别 名	中医食性	不适用者	适用者
鸡卵、鸡子	性平、味甘	肝炎、肾炎、胆囊炎、胆石症患者	一般人群均可

营养分析

鸡蛋含丰富的优质蛋白，其中含有人体必需的8种氨基酸；鸡蛋黄中含有丰富的卵磷脂、脂肪及胆固醇，以不饱和脂肪酸为多。鸡蛋还有其他要的微营养素，如钾、钠、镁、铁、维生素A、B族维生素等。

营养优势

鸡蛋含有人体几乎所有需要的营养物质，常食鸡蛋可以健脑益智、防治动脉粥样硬化、保护肝脏、延缓衰老、增强机体的免疫力。此外，鸡蛋中含有较多的维生素B_2，可以分解和氧化人体内的致癌物质。

营养吃法

鸡蛋吃法多种多样，就营养的吸收和消化率来讲，煮鸡蛋是最佳的吃法，其次为炒鸡蛋。炒鸡蛋时，将鸡蛋顺一个方向搅打，并加入少量水，可使鸡蛋更加鲜嫩。

选购储存

❶选购：鸡蛋蛋壳完整，有光泽，手摸蛋壳有粗糙感，轻摇鸡蛋没有声音的是鲜蛋。

❷储存：放鸡蛋时要大头朝上，使蛋黄上浮后贴在气室下面，防止微生物侵入蛋黄；鸡蛋一般在20℃左右大概能放1周，如果放在冰箱里保存，最多保鲜15天。

搭配宜忌

宜：蛋黄与菠菜同食，滋阴润肺、安神；鸡蛋与蘑菇者同食，可预防便秘、肠癌、动脉硬化、糖尿病、肝病等。

忌：鸡蛋与鹅肉同食，会损伤脾胃；鸡蛋与兔肉、柿子同食，易导致腹泻；鸡蛋还不宜与甲鱼、鲤鱼、豆浆、茶同食。

防癌抗癌食疗偏方 1

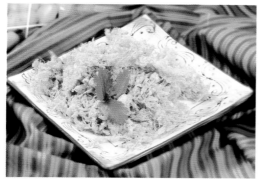

鸡蛋松

⬒ 原料 鲜鸡蛋4个。

⬒ 调料 精盐1小匙, 料酒1大匙, 鸡精少许, 植物油250克(约耗30克)。

🎀 制作步骤

❶ 将鸡蛋打入碗内, 用筷子打散, 加入料酒、精盐打匀。

❷ 锅中加油烧热, 将鸡蛋液慢慢倒入笊篱, 使蛋液通过笊篱的细孔漏入热油中。

❸ 并用筷子轻轻拨动油中的蛋松, 见蛋松在油中漂起, 捞出沥油, 放入盘内, 加入鸡精, 拌匀即成。

防癌抗癌食疗偏方 2

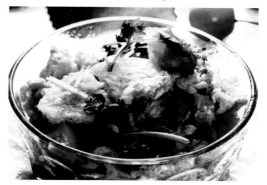

番茄炒鸡蛋

⬒ 原料 鸡蛋4个(约200克), 番茄300克。

⬒ 调料 葱花10克, 精盐1小匙, 味精少许, 辣椒粉适量, 植物油5大匙。

🎀 制作步骤

❶ 将鸡蛋磕入碗中, 加入精盐、味精搅匀。

❷ 番茄洗净、去蒂, 切成小丁, 备用。

❸ 锅中加油烧至六成热, 下入鸡蛋液迅速翻炒, 加入番茄丁、辣椒粉翻匀, 撒上葱花、出锅装盘即可。

鸡蛋沙拉

⬒ 原料 鸡蛋4个, 猪肉250克, 胡萝卜、芹菜各30克。

⬒ 调料 精盐1小匙, 胡椒粉1/2小匙, 高汤500克。

🎀 制作步骤

❶ 将鸡蛋磕入碗中, 用筷子搅打均匀。

❷ 将猪肉洗净, 切成细末; 胡萝卜去皮、洗净, 切成细末; 芹菜择洗干净, 切成细末。

❸ 将肉末、胡萝卜末、芹菜末放入搅散的鸡蛋碗中, 再加入精盐、胡椒粉搅拌均匀, 然后添入高汤搅匀, 倒入烤盒中。

防癌抗癌食疗偏方 3

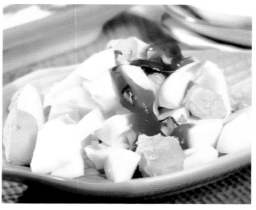

❹ 将烤盘放入已预热至200℃的烤箱内烤约17分钟, 至鸡蛋凝固, 取出即成。

防癌抗癌食疗偏方 **4**

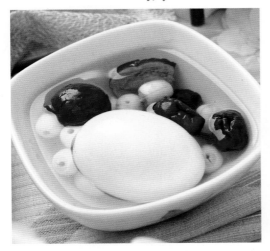

枣莲炖鸡蛋

🍲 原料 鸡蛋2枚，红枣、莲子各20克。

🍲 调料 冰糖适量。

🎀 制作步骤

❶ 莲子用温水浸软，去心；红枣去核，洗净；鸡蛋煮熟，去壳，待用。

❷ 把所有材料放入炖盅内，加入适量沸水。

❸ 将炖盅放入锅内，盖上盖，用中火炖1小时即可。

防癌抗癌食疗偏方 **5**

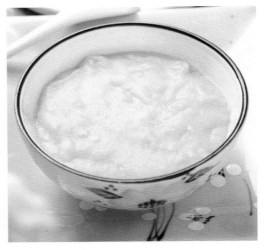

姜汁炖鸡蛋

🍲 原料 老姜50克，鸡蛋8枚。

🍲 调料 砂糖适量。

🎀 制作步骤

❶ 老姜去皮，加适量清水，用榨汁机搅碎，去渣取汁。

❷ 鸡蛋打破取蛋黄，和适量清水、砂糖、姜汁一起放入大碗中搅匀。

❸ 放进锅内隔水炖20分钟即可。

酸辣鸡蛋汤

🍲 原料 鸡蛋2个，红辣椒、香菜各15克。

🍲 调料 精盐、酱油各2小匙，米醋、水淀粉、香油各1小匙，清汤适量。

🎀 制作步骤

❶ 将鸡蛋磕入大碗中搅拌均匀成鸡蛋液；香菜去根和老叶，洗净，切成小段；红辣椒洗净，去蒂及籽，一切两半。

❷ 锅置火上，加入适量清汤，放入红辣椒、精盐、米醋、酱油烧沸，撇去表面浮沫。

❸ 用水淀粉勾薄芡，再淋入鸡蛋液氽烫至定浆，起锅盛入汤碗中，然后撒上香菜段，淋

防癌抗癌食疗偏方 **6**

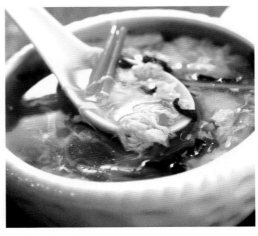

入香油即可。

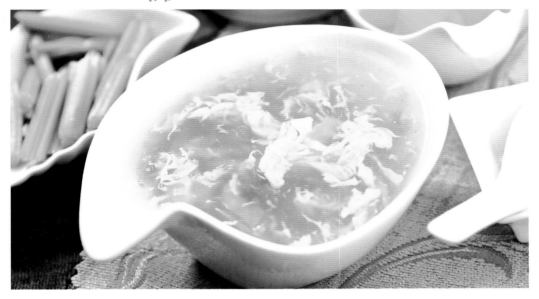

榨菜鸡蛋汤

🔺原料 榨菜75克, 鸡蛋2个。

🔺调料 精盐1小匙, 味精1/2小匙, 高汤500克, 植物油4小匙。

🎀制作步骤

❶ 将榨菜洗净, 切成细丝, 放入清水中浸泡以除去咸味。

❷ 鸡蛋磕入碗中搅匀。

❸ 锅中加入植物油烧至六成热, 先放入榨菜丝略炒一下, 再加入高汤烧沸。然后加入精盐、味精调好口味, 慢慢淋入鸡蛋液煮沸, 出锅装碗即可。

小米鸡蛋粥

🔺原料 小米150克, 鸡蛋2个。

🔺调料 红糖100克。

🎀制作步骤

❶ 将鸡蛋磕入碗中, 搅打均匀; 小米淘洗干净, 用清水浸泡。

❷ 坐锅点火, 加入适量清水, 先下入小米, 用大火烧沸, 再撇去浮沫, 转小火熬煮至米粥将成。

❸ 然后倒入鸡蛋液略煮片刻, 再撒上红糖调匀, 即可出锅装碗。

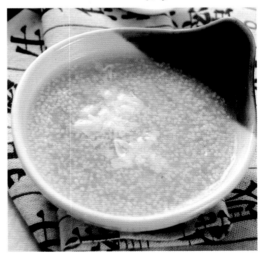

家常菜里的防癌抗癌小偏方
health

牛 奶 niunai

牛奶是人所共知的营养饮料，几乎含有人体所需的各种营养素，且营养均衡，有较好的保健和医疗价值。

别 名	中医食性	不适用者	适用者
奶	性平、味甘	乳糖酶缺乏症、胆囊炎患者	一般人群均可

营养分析

牛奶的主要成分有脂肪、磷脂、蛋白质、乳糖、无机盐等，以及丰富的矿物质及维生素，如钙、磷、铁、锌、铜、锰、钼、维生素A、维生素B_1、维生素B_2、维生素D等。牛奶是人体钙的最佳来源。

营养优势

牛奶含有钙、维生素、乳铁蛋白和微量元素等多种抗癌物质，能给癌症病人提供多种营养成分，且对血糖、血脂影响又不大。此外，牛奶还具有减缓骨质流失、强健骨骼、预防动脉硬化、减肥美容、帮助睡眠、缓解脑疲劳等作用。

营养吃法

喝鲜奶要高温加热，以防病从口入，科学的加热方法是用大火煮奶，奶将要开时马上离火，然后再加热，如此反复3～4次，既能保持牛奶的营养成分，又能有效地杀死奶中的细菌。袋装牛奶不宜长时间浸泡在热水中加热，这样会破坏牛奶中的营养成分。

选购储存

❶ **选购：** 新鲜的牛奶呈乳白色或稍带微黄色，有一股淡淡的乳香、无异味，呈均匀的流体，无沉淀、无凝结、无杂质、无黏稠现象。

❷ **储存：** 牛奶应该立刻放置在阴凉的地方，最好是放在冰箱里。

搭配宜忌

宜：牛奶与木瓜、蛋黄搭配，营养价值更高；牛奶搭配橘汁，有清凉解渴、抗癌的功效。

忌：牛奶忌与菜花、菠菜同食，否则会影响钙的消化和吸收；牛奶与醋同食，容易在腹中产生凝块，不利于牛奶中营养成分的吸收。

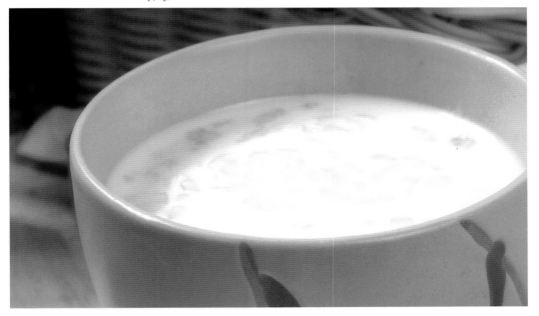

藕粉牛乳粥

△ **原料** 藕粉6克，新鲜牛奶200毫升，大米100克。

△ **调料** 白糖1大匙，高汤4杯。

✂ **制作步骤**

❶ 大米用水洗净，加入6杯清水浸泡30分钟，捞出，控净水分。

❷ 另起锅加入4杯高汤煮沸，转小火煮约1小时至米粒软烂黏稠，制成"粥底"即可。

❸ 向备好的粥底中加入牛奶煮至粥熟，调入藕粉、白糖即成。

牛奶强身汁

△ **原料** 牛奶150克，胡萝卜2根，苹果1个。

△ **调料** 白砂糖2大匙，精盐少许。

✂ **制作步骤**

❶ 将苹果洗净，用刀削去外皮，除去内核，切成小薄片，放在清水中浸泡防止变黑。

❷ 胡萝卜去皮，洗净，切成小薄片，和苹果片一起装盘，备用。

❸ 将苹果片、胡萝卜片同白砂糖一起放入果汁机内，再加入牛奶、少许精盐，搅拌成汁即成。

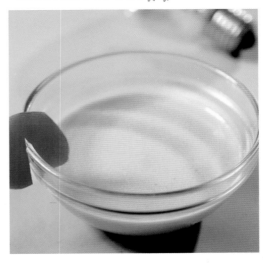

酸 奶 suannai

酸奶是新鲜的牛奶经过巴氏杀菌后，再向牛奶中添加有益菌（发酵剂），经发酵后，再冷却灌装的一种牛奶制品。

别 名	中医食性	不适用者	适用者
酸牛奶	性凉，味酸、甜	腹泻或其他肠道疾病患者	一般人群均可

营养分析

酸奶由鲜牛奶发酵而成，除保留了鲜牛奶的全部营养成分外，酸奶还含有乳酸菌，以及发酵过程中乳酸菌产生的人体所必需的营养物质，如B族维生素、维生素C、乳糖等，且热量低。各种营养素的利用率均得以提高。

营养吃法

饮用酸奶前，最好不要加热，因酸奶中的有效益生菌在加热后会大量死亡，营养价值降低，味道也会有所改变。

营养优势

酸奶中的乳酸菌具有维护肠道菌群平衡、抑制有害菌对肠道的入侵的作用，且能减少某些致癌物质的产生，因而达到防癌的目的。经常饮用酸奶可有效防治便秘、促进消化吸收、防止衰老，提高人体免疫力、预防动脉粥样硬化。久病初愈者多喝酸奶，对身体恢复有着其他食物不能替代的作用。

选购储存

①选购： 普通型的酸奶颜色应是微黄色或乳白色；凝固型酸奶的凝块应均匀细密，无气泡、无杂质，允许有少量乳清析出；搅拌型酸奶应是均匀一致的流质，无分层现象、无杂质。

②储存： 酸奶需在4℃下冷藏，在保存中酸度会不断提高而使酸奶变得更酸。

搭配宜忌

宜：酸奶搭配番茄，美容效果更加明显。

忌：酸奶不要空腹喝，也不要加热饮用，因空腹饮用及加热酸奶，会导致乳酸菌大量死亡，营养价值降低。

防癌抗癌食疗偏方 1

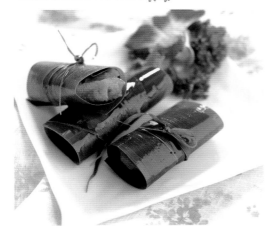

酸奶烧鸡翅

⬧ 原料 鸡翅300克, 酸奶1瓶。

⬧ 调料 法香末、竹叶适量, 精盐1小匙, 胡椒粉、红辣椒粉、咖喱粉各1/2小匙。

🎀 制作步骤

❶ 将鸡腿肉切成块, 用牙签扎眼, 方便入味, 加酸奶、咖喱粉、精盐、胡椒粉、辣椒粉、法香末腌制20分钟。

❷ 用竹叶将腌好的鸡肉包好, 外用锡纸包好, 放入烤箱中烤15分钟即可。

防癌抗癌食疗偏方 2

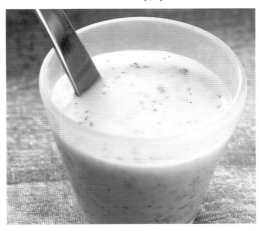

酸奶汁

⬧ 原料 原味酸奶3盒。

⬧ 调料 白醋、茴香、大蒜各2克, 辣椒仔1克。

🎀 制作步骤

❶ 将酸奶倒入碗中, 备用。

❷ 将大蒜切成细末, 放入酸奶中, 待用。

❸ 将白醋、茴香、辣椒一同放入酸奶碗中。

❹ 调拌均匀, 即可配蔬菜食用。(放入冰箱冷藏后味道更佳)

香蕉杏仁酸奶拌

⬧ 原料 牛奶150克, 原味酸奶75克, 香蕉1根, 杏仁50克。

⬧ 调料 蜂蜜30克, 冰块适量。

🎀 制作步骤

❶ 将香蕉切成小丁; 杏仁烤香后切碎备用。

❷ 将酸奶、牛奶、香蕉、蜂蜜混合均匀。

❸ 倒入杯中, 加入冰块、杏仁碎拌匀即可。

防癌抗癌食疗偏方 3

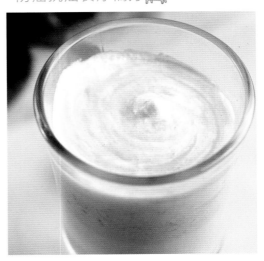

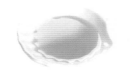

蜂蜜 fengmi

蜂蜜是一种天然食品，是蜜蜂从开花植物的花中采得的花蜜，在蜂巢中酿制而成的。

别　名	中医食性	不适用者	适用者
蜜糖、沙蜜、蜂糖	性平、味甘	大便不实及糖尿病患者	一般人群均可

营养分析

据分析，蜂蜜含有与人体血清浓度相近的多种量元素，如维生素A、B族维生素、维生素C、维生素D、维生素K、铁、钙、铜、锰、钾、磷等，以及果糖、葡萄糖、淀粉酶、氧化酶、还原酶等。此外，还含有少量的酵素、芳香物质等。蜜源植物品种不同，蜂蜜的成分也不尽相同。

营养吃法

蜂蜜不能用沸水冲饮，否则不仅不能保持其天然的色、香、味，还会不同程度地破坏它的营养成分。最好用不超过35℃的温水冲饮

营养优势

蜂蜜有扩张冠状动脉和营养心肌的作用，改善心肌功能，对血压有调节作用。蜂蜜对脂肪肝的形成也有一定的抑制效果；此外，蜂蜜还具有润肠通便、护肤美容、抗菌消炎、促进组织再生、帮助消化、提高免疫力、延缓衰老、改进睡眠及预防癌症的功效。

选购储存

❶ **选购**：优质蜂蜜透光性强，颜色均匀一致。

❷ **储存**：蜂蜜储存时应密封，放在阴凉、干燥、清洁、通风处，温度保持在5℃~10℃

搭配宜忌

宜：蜂蜜与南瓜同食，美容的功效更加明显。

忌：蜂蜜与葱同食后，易出现恶心、呕吐、腹痛、腹泻等急性胃肠炎症状；蜂蜜与豆腐、韭菜同食，会降低营养价值。

防癌抗癌食疗偏方 1

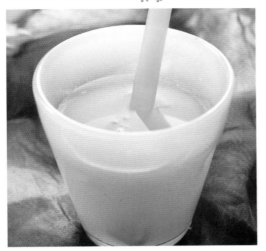

苦瓜蜂蜜汁

🔺 原料 苦瓜1根，柠檬1/2个，蜂蜜50克，矿泉水200克。

🔺 调料 冰块适量。

🎀 制作步骤

❶ 将苦瓜洗净，切成小块，备用。

❷ 将苦瓜、柠檬汁、蜂蜜、矿泉水一同放入果汁机中搅打成汁。

❸ 倒入杯中，再加入冰块拌匀即可。

防癌抗癌食疗偏方 2

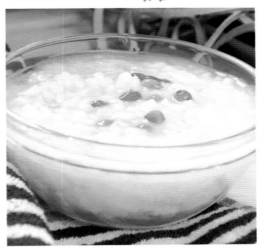

郁李仁蜂蜜粥

🔺 原料 郁李仁粉15克，大米150克。

🔺 调料 蜂蜜15克。

🎀 制作步骤

❶ 将郁李仁研成细粉。

❷ 大米用清水反复淘洗干净。

❸ 将郁李仁、大米同放锅内，加水500毫升，置大火上烧沸，再用小火煮35分钟，粥晾至常温后加入蜂蜜即成。

蜜汁豆腐

🔺 原料 豆腐半块，蜂蜜10克，山楂糕1块。

🔺 调料 白糖1小匙。

🎀 制作步骤

❶ 将豆腐切成小长方块，放入开水中略烫，捞出沥干。

❷ 山楂糕切小丁，备用。

❸ 锅置火上，加入适量清水、蜂蜜、白糖熬化，再放入豆腐焖1～2分钟，捞出装盘，撒上山楂糕丁即成。

防癌抗癌食疗偏方 3

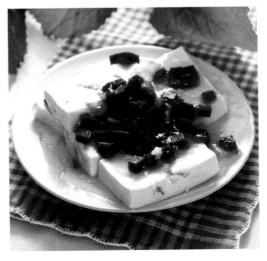

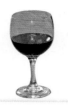

红酒 hongjiu

红酒的成分相当复杂,是经自然发酵酿造出来的果酒,含有最多的是葡萄果汁。

别 名	中医食性	不适用者	适用者
葡萄酒、白葡萄酒	性平、味甘	糖尿病和严重溃疡病患者	一般人群均可

营养分析

红酒含有最多的是葡萄果汁,占80%以上,其次是乙醇,一般在10%～20%。此外,红酒还含有白藜芦醇、酒石酸、苹果酸、柠檬酸、乳酸和醋酸、酚类化合物、糖分、芳香物质、氨基酸、蛋白质和维生素(如维生素C,B族维生素)等多种营养成分。

营养优势

红酒中含有的白藜芦醇及酚类,具有抗氧化作用,能降低血液黏稠度、保持血液畅通,有利于动脉粥样硬化、冠心病、缺血性心脏病、高血脂等心血管疾病的防治,并可保护心脏、防止脑卒中、预防癌症的发生及发展。此外,红酒还具有防治退化性疾病的功效。

营养吃法

并不是所有的红酒都是年份越老就越好,大部分的红酒不具有陈年能力,最佳饮用期视不同的酒而不同,一般在2～10年之间。只有少部分特别好的红酒才具有陈年能力。红葡萄酒在室温下饮用即可,不需冰镇,最好在开启1小时、酒水充分呼吸空气后再饮用。

选购储存

❶选购: 通体清亮透明,呈现深宝石红色,没有沉淀和浑浊则是好酒。

❷储存: 适宜的贮酒温度在10℃～16℃,温度愈低,成熟愈缓。湿度应在60%～80%,但湿度超过75%时酒标容易发霉。

搭配宜忌

宜: 红酒搭配柠檬汁,对胃痛有一定疗效;红酒与花生米同食,可起到保护心血管,降低心脏病发病率的作用。

忌: 咖啡、海藻、茶、黑木耳、猪肝与红酒一起食用,会减少人体对铁的吸收。

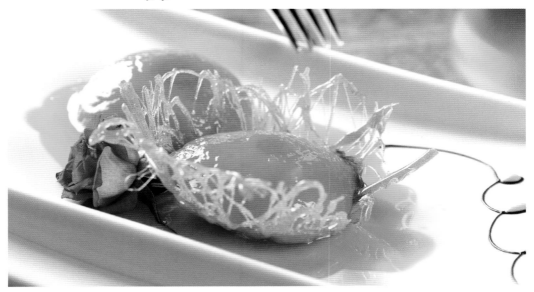

法式红酒蜜桃盏

🥄原料 红酒1000克，黄桃1罐，柠檬、橙子各1个。

🥄调料 黄糖180克，绵白糖500克，桂皮1个，栗粉少许。

🎀 制作步骤

❶ 将黄糖、黄桃加入红酒浸煮5分钟。

❷ 将橙子、柠檬剥皮，将皮切碎，放入煮黄桃的锅中。

❸ 将绵白糖煮成拔丝，制成糖碗形状。冷却后从碗上取下"糖碗"，放入盘中。

❹ 将煮好黄桃用栗粉勾欠，取出略微放凉，放在制成的"糖碗"中装饰即可。

烧烤牛肉生菜沙拉

🥄原料 西冷牛肉100克，什锦生菜50克，西生菜、洋葱各10克，小番茄、荷兰豆各20克。

🥄调料 红酒、橄榄油各10毫升，精盐、黑椒碎各3克，四季胡椒2克，柠檬草、茴香少许。

🎀 制作步骤

❶ 将西冷牛肉用精盐、黑椒碎、红酒腌渍，烤熟后切片。

❷ 荷兰豆切段，下入沸水中焯好，过凉。

❸ 小番茄洗净、切片。放入牛西冷肉、洋葱、什锦生菜。

❹ 将制好的色拉装盘，淋上少许橄榄油，撒

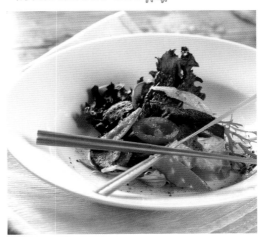

上四季胡椒、柠檬草、茴香即可。

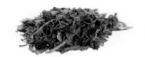

茶 cha

茶叶作为一种著名的保健饮品，在中国被誉为"国饮"，与可可、咖啡并称当今世界的三大无酒精饮料。

别 名	中医食性	不适用者	适用者
冷面草	其性味有甘苦、温凉之分	肾病、消化道溃疡、神经衰弱、心脏病患者	一般人群均可

⑥ 营养分析

茶内含化合物多达500种，如维生素类、蛋白质、氨基酸、类脂类、糖类及矿物质等，它们对人体有较高的营养价值。还有一部分化合物是对人体有保健和药效作用的成分，也称之为有药用价值的成分，如茶多酚、咖啡因、脂多糖等。

⑥ 营养吃法

一定不要饮用隔夜茶。另外，一般夏季温度较高，茶水不宜超过12小时。也不能用保温杯泡茶，避免营养成分流失。

⑥ 营养优势

茶叶不仅具有提神清心、清热解暑、消食化痰、去腻减肥、清心除烦、解毒醒酒、生津止渴、降火明目、止痢除湿等药理作用，还对现代疾病，如辐射病、心脑血管病、癌症等疾病，有一定的药理功效，而且有助于延缓衰老、抵抗病菌、美容护肤、利尿解乏、护齿明目。

⑥ 选购储存

❶ **选购**：凡具有茶香者，绿茶深绿，红茶乌润，乌龙茶乌绿，且每种茶的色泽基本均匀一致，即为真茶。

❷ **储存**：茶应装入密度高、厚实、强度好、无异味的食品包装袋中，然后置于冰箱冷藏室，此法保存时间长、效果好，但袋口一定要封牢、封严，否则会回潮。

搭配宜忌

宜：茶与菊花搭配所成的菊花茶，具有平肝明目，清肺解毒的功效。

忌：茶忌与阿司匹林及消炎药同食；茶与消炎药一同食用，可加重药物对胃的刺激。

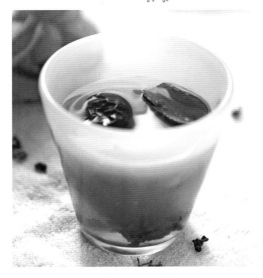

大枣茶

🔺 **原料** 绿茶10克，大枣3枚。

🔺 **调料** 沸水200克，蜂蜜10克。

🎀 **制作步骤**

❶ 大枣洗净，去核。

❷ 将绿茶、大枣一同放入杯中。再加入200克沸水，加盖焖10分钟。

❸ 加入蜂蜜搅匀即可。

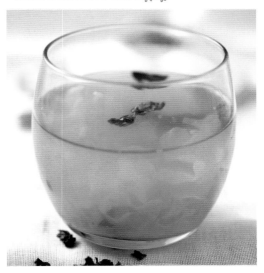

银耳冰糖绿茶

🔺 **原料** 绿茶10克，银耳20克。

🔺 **调料** 沸水200克，冰糖10克。

🎀 **制作步骤**

❶ 将绿茶放入杯中。

❷ 将银耳洗净，用热水泡发，撕成小朵，放入绿茶杯中，再加入200克沸水，加盖焖10分钟。

❸ 加入冰糖搅匀即可。

牛奶绿茶

🔺 **原料** 绿茶10克，牛奶100克。

🔺 **调料** 沸水100克，蜂蜜10克。

🎀 **制作步骤**

❶ 将绿茶放入杯中。

❷ 再加入100克沸水，加盖焖10分钟。

❸ 加入蜂蜜、牛奶搅匀即可。

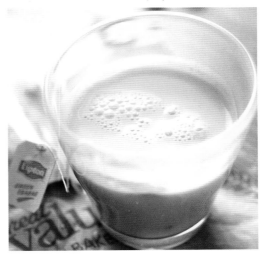

防癌抗癌食疗偏方 4

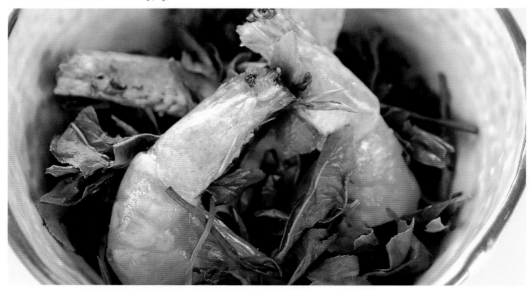

茶香虾

🍖 **原料** 海虾500克，乌龙茶叶25克。

🍖 **调料** 蜂蜜1小匙，冰糖5克，植物油50克。

✂ **制作步骤**

❶ 将海虾洗涤整理干净。

❷ 乌龙茶叶用沸水泡开，与海虾一起放入碗中，腌制10分钟，捞出虾及茶叶，沥干备用。

❸ 坐锅点火，加植物油烧至八成热，下入茶叶炸酥后捞出，再下入海虾炸至酥脆，捞出沥油，待用。

❹ 锅中加入少许清水，下入蜂蜜、冰糖，小火熬至黏稠状，再放入海虾、茶叶翻炒均匀，即可出锅装盘。

乌龙茶粥

🍖 **原料** 乌龙茶20克，大米100克。

🍖 **调料** 精盐1小匙，味精1/2小匙，葱油少许，鸡汤1碗。

✂ **制作步骤**

❶ 将乌龙茶放入炖杯内，加水适量，置大火上煮5分钟，滤去渣。

❷ 大米淘洗干净，放入铝锅内，加入适量的茶水、鸡汤、精盐，置大火上烧沸，再用小火煮成稠粥，淋葱油，撒少许味精调味，出锅装碗即成。

防癌抗癌食疗偏方 5

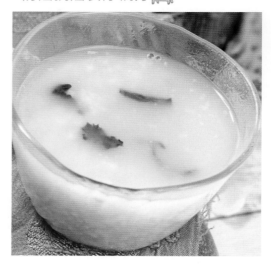

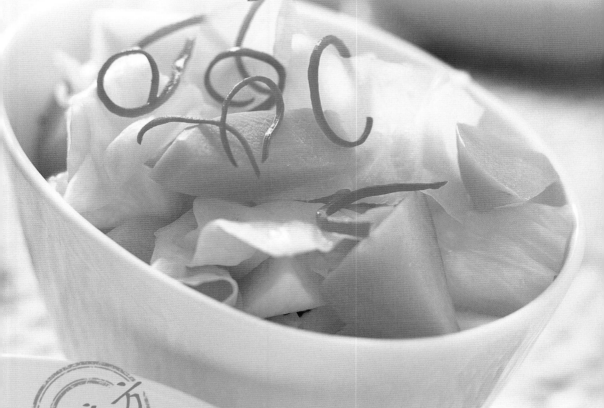

 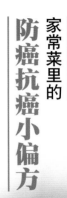
Part **7**

其他

小偏方

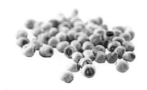

莲子 lianzi

是睡莲科水生草本植物莲的种子。我国大部分地区均有出产，而以江西赣州、福建建宁产者最佳。

别 名	中医食性	不适用者	适用者
藕宝、莲籽肉	味甘、性平	中满痞胀及大便燥结者	一般人群均可

G 营养分析

莲子的营养价值较高，除含有丰富的蛋白质、脂肪和碳水化合物、大量淀粉外，还含有β－谷甾醇，生物碱及丰富的钙、磷、铁等矿物质和维生素。其中，莲子的钙、磷、钾元素的含量非常丰富，且钾元素含量在所有动、植物食品中位居榜首。

G 营养吃法

莲子除生食外，可做成冰糖莲籽、蜜饯莲、煮粥成羹，还可做成糕点、汤等，均为鲜美味绝的好食品。

G 营养优势

莲子具有养心安神、益肾补脾、强心降压、防癌抗癌等作用，经常食用可治疗夜寐多梦、遗精、久痢、虚泄等症。并能健脑，增强记忆力，预防老年痴呆的发生。临床上常用于治疗口苦咽干、烦热、慢性淋病和痢疾等症。

G 选购储存

❶ 选购：莲子以湘莲品质最好。其皮色淡红，皮纹细致，粒大饱满，生吃微甜，一煮就酥，食之软糯、清香。

❷ 储存：放入密封容器，置于阴凉干燥、通风处保存。

搭配宜忌

宜：红薯与莲子做成粥，适宜于大便干燥、习惯性便秘、慢性肝病、癌症等患者食用；用莲子泡酒饮用，具有养心安神、健脾止泻、益肾固精的功效。

忌：莲子不宜与莲子心同用，可伤脾脏，因此吃莲子时应将莲子心去掉。

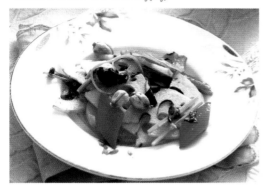

莲子炒莲藕片

🍃原料 莲子半杯, 莲藕250克。

🍃调料 葱段、辣椒片各少许, 精盐、胡椒粉、香油各2小匙, 白糖1大匙, 植物油适量。

✂️ 制作步骤

❶ 将莲子洗净, 入清水锅中煮20~25分钟, 捞出沥水; 莲藕去皮, 洗净, 切成薄片, 备用。

❷ 锅中放入植物油烧热, 下入葱段、辣椒片爆香, 再放入莲藕片炒至八分熟, 加入250克清水煮沸, 然后加入精盐、白糖、胡椒粉、香油及莲子翻炒均匀, 再加盖用中火焖煮3~5分钟, 出锅装盘即可。

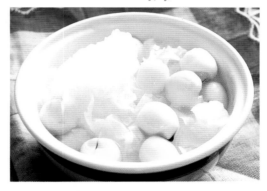

莲子银耳汤

🍃原料 鲜莲子50粒, 银耳25克。

🍃调料 精盐少许, 白糖300克, 清汤适量。

✂️制作步骤

❶ 将银耳放入温水中浸泡发好, 洗净, 放入大汤碗中, 再加入清汤, 上屉蒸1小时至蒸透, 取出备用。

❷ 将鲜莲子剥去清皮和一层嫩白皮, 切去两头, 捅去心, 用开水焯透, 待用。

❸ 将清汤倒入汤锅内, 置中火上烧开, 再放入精盐、白糖, 然后将银耳、莲子装入汤碗内, 清汤倒入汤碗内即成。

龙眼莲子粥

🍃原料 龙眼肉、莲子肉各15克, 红枣5克, 糯米50克。

🍃调料 白糖2大匙。

✂️ 制作步骤

❶ 将莲子去皮, 去心, 洗净。

❷ 红枣去核; 糯米用清水反复淘洗干净, 除去泥沙杂质, 备用。

❸ 将糯米倒入铝锅内, 加入红枣、莲子肉、龙眼肉、白糖, 水适量, 置大火上烧沸, 再用小火熬煮至熟即成。

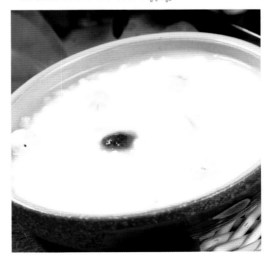

橄榄油 ganlanyou

橄榄油在西方被誉为"液体黄金"，是世界上唯一以自然状态的形式供人类食用的木本植物油。

别　名	中医食性	不适用者	适用者
无	性平、味甘	胃肠疾病及胃肠功能紊乱者	一般人群均可

G 营养分析

橄榄油富含丰富的单不饱和脂肪酸，即油酸及亚油酸、亚麻酸，还有维生素A、B族维生素、维生素D、维生素E、维生素K及抗氧化物等。此外，还含有钙、磷、锌等矿物质，多酚和脂多糖成分等。

G 营养优势

橄榄油能抑制肿瘤细胞生长，降低肿瘤发病率。此外，橄榄油还有防止动脉硬化、高血压、心脏病、脑出血等心脑血管疾病，以及防辐射、抗衰老、护肤护发等功效。最新研究表明，橄榄油能预防和控制糖尿病。

G 营养吃法

橄榄油的烟点远高于其他常用食用油的烟点值，因而橄榄油能反复使用不变质，是最适合煎炸的油类。橄榄油也同样适合用来烧、烤、煎、熬、焙烘等，甚至可以直接食用。

G 选购储存

❶ **选购**：油体透亮，质地浓稠，色泽从淡黄到黄绿色不等，闻起来有果香味，口感爽滑，品尝时有淡淡的苦味及辛辣味。特级初榨橄榄油营养素保存最好、质量上佳，是首选。

❷ **储存**：橄榄油如果放置在阴凉避光处保存（最佳保存温度为5℃～15℃），保质期通常有24个月。

搭配宜忌

宜：橄榄油带有橄榄果的清香，特别适合制作沙拉和凉拌菜。

忌：橄榄油吃多了也对健康不利，建议每天食用不宜超过30克，最好限制在25克以下。

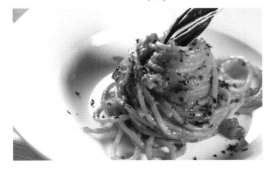

普罗旺斯番茄面

🍲 **原料** 意粉150克，番茄1个，橄榄油130克。

🍲 **调料** 蒜瓣10克，意大利干酪粉、淡奶油各少许，精盐、番茄沙司各适量。

✂️ **制作步骤**

❶ 番茄去蒂，用热水略烫，撕去外皮，去除果瓤，切成小丁。

❷ 锅置火上，加入适量清水烧沸，下入意粉，用大火烧沸后，转小火煮熟。

❸ 锅中加入橄榄油烧热，下入蒜片、番茄沙司炒香，加入适量淡奶油，加入意粉炒制、调味，炒好的意粉盛入盘中，撒上干酪粉、番茄丁即可。

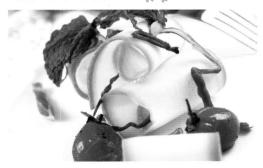

橄榄油腌西葫芦沙拉

🍲 **原料** 西葫芦100克，樱桃番茄20克，橄榄油10克。

🍲 **调料** 精盐适量。

✂️ **制作步骤**

❶ 将西葫芦洗净，切成薄片，放入沸水中煮熟，再放入冰水中投凉，捞出，沥干备用。

❷ 将樱桃番茄洗净，加入橄榄油拌匀，放至扒板上扒至外皮开裂。

❸ 将西葫芦、樱桃、番茄摆入盘中。

❹ 淋入橄榄油，撒上精盐，即可上桌食用。

牛排盖饭

🍲 **原料** 米饭300克，牛排200克，橄榄油1大匙。

🍲 **调料** 洋葱末、蒜末各30克，精盐、胡椒粉各少许，奶油1小块，牛骨高汤120毫升。

✂️ **制作步骤**

❶ 将牛排加入精盐、胡椒粉腌制30分钟；米饭放入大碗中，备用。

❷ 坐锅点火，加入橄榄油烧热，下入牛排煎至喜欢的熟度，再取出切条，然后放在米饭上待用。

❸ 将煎牛排的肉汁锅烧热，先下入蒜末、洋

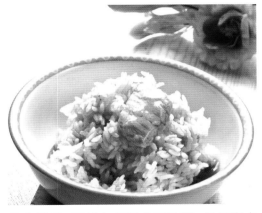

葱末爆香，再倒入高汤煮至浓稠，然后浇在牛排饭上，再放上奶油即可。

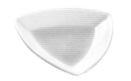

芝麻油 *zhimayou*

是从芝麻中提炼出来的，具有特别香味，故又称为香油。

别 名	中医食性	不适用者	适用者
香油	性平、味甘	患有菌痢、急性胃肠炎、腹泻等病症者	一般人群均可

ⓖ 营养分析

芝麻油含有蛋白质、维生素E、维生素B$_1$、维生素A原及钙、磷、铁等矿物质和维生素，其中维生素E的含量极为丰富。还含有亚油酸、麻糖、多缩戊糖、花生酸、芝麻酚林等各种丰富的营养成分。

ⓖ 营养吃法

芝麻油可以生熟两用，可用于拌凉菜，也可用于烧、炒、烩、炸等，但香油不宜食用过多，每天20克左右即可。

ⓖ 营养优势

芝麻油具有润肠通便、预防便秘的作用，从而可预防肠癌和胃癌的发生。此外，芝麻油能维持细胞稳定，推迟机体的衰老，延长细胞的寿命，还能有效预防动脉粥样硬化、降血压、降血脂等心血管疾病。因此，被称为"永葆青春的营养源"。

ⓖ 选购储存

❶ **选购**：纯香油呈淡红色或红中带黄，透明、无浑浊、无沉淀和悬浮物。

❷ **储存**：忌用铜、铁、铝等金属制品及塑料壶盛装香油，最好用深色陶瓷罐或玻璃器皿盛装，密封，放在避光、阴凉、干燥处。

搭配宜忌

宜：芝麻油搭配蜂蜜，能增强肠蠕动的作用，能显著缩短排便时间。

忌：芝麻油与洋地黄同食，会引起中毒；芝麻油与可的松同食，会降低药物的疗效；芝麻油与咖啡同食，会降低芝麻油的营养价值。

防癌抗癌食疗偏方

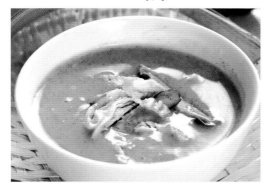

1

防癌抗癌食疗偏方

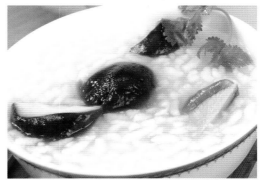

荞麦白菜粥

🍲 **原料** 荞麦面150克，白菜200克，水发香菇3朵。

🍲 **调料** 精盐、味精各少许，香油2匙。

🎀 **制作步骤**

❶ 将荞麦面放入碗中，加入开水调匀成稀糊；白菜洗净、沥干，切成细丝；香菇去蒂、洗净，切成细丝，备用。

❷ 将净炒锅置火上，加入香油烧至四成热时，加入白菜丝、香菇丝炒匀，再加入清水、精盐、味精烧开，加入荞麦糊搅拌均匀，煮至熟透即可。

鲜蘑粥

🍲 **原料** 大米75克，鲜蘑菇100克。

🍲 **调料** 精盐、胡椒粉各1小匙，鸡精1/2小匙，香油2小匙。

🎀 **制作步骤**

❶ 将鲜蘑菇用清水洗净，沥净水分，去掉菌蒂，改刀切成薄片，放入沸水锅内焯烫一下，捞出用冷水过凉，沥净水分。

❷ 将大米淘洗干净，放入净锅内，加入蘑菇片和适量清水，先用大火烧沸。再用小火煮约40分钟，加入精盐、鸡精、胡椒粉调好口味，淋上香油，出锅装碗即成。

黄花菜粥

🍲 **原料** 鲜黄花菜5朵，猪肉末、水发黑木耳各50克，糯米100克。

🍲 **调料** 精盐1小匙，味精1/2小匙，香油1大匙。

🎀 **制作步骤**

❶ 黄花菜洗净、沥水；水发黑木耳切成丝。

❷ 糯米淘洗干净，放入锅内，加入清水1000克烧沸，转小火熬煮至米粒煮开花。

❸ 加入猪肉末、黄花菜、木耳丝调匀，继续煮10分钟，放入精盐、味精、香油稍煮即可。

防癌抗癌食疗偏方

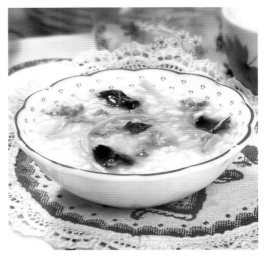

3

大蒜 dasuan

大蒜按皮色不同分为紫皮种和白皮种,可食用或供调味,亦可入药。

别名	中医食性	不适用者	适用者
蒜、蒜头	性温,味辛、甘	患有胃及十二指肠溃疡者	一般人群均可

营养分析

大蒜含蛋白质、脂肪、碳水化合物、钙、磷、铁、维生素C。此外,还含有硫胺素、核黄素、烟酸、蒜素、柠檬醛及硒、锗等微量元素。大蒜中尚含多种烯丙基、丙基、甲基组成的硫醚化合物、大蒜辣素等。

营养优势

大蒜所含的硫化合物具有极强的抗菌消炎作用;大蒜具有明显的降血脂及预防冠心病和动脉硬化的作用,并可防止血栓的形成。糖尿病患者多食大蒜有助于减轻病情。

营养吃法

大蒜素遇热或咸时会失去作用,所以大蒜适宜生食。若想达到最好的保健效果,应将大蒜捣碎成泥,而不是用刀切成蒜末,且放置10~15分钟,让蒜氨酸和蒜酶在空气中结合产生大蒜素后再食用。

选购储存

1 **选购:** 蒜头大,包衣紧,蒜瓣大且均匀,味道浓厚,辛香可口的为好。

2 **储存:** 用网状袋子装好,吊在通风处。

搭配宜忌

宜:大蒜搭配黑木耳,可更好地发挥两种食材的功效。

忌:大蒜不宜与蜂蜜、狗肉、鸡肉同食;大蒜一般不与补药同服,忌地黄、何首乌、牡丹皮、防风、附子、款冬、花椒。

防癌抗癌食疗偏方 1

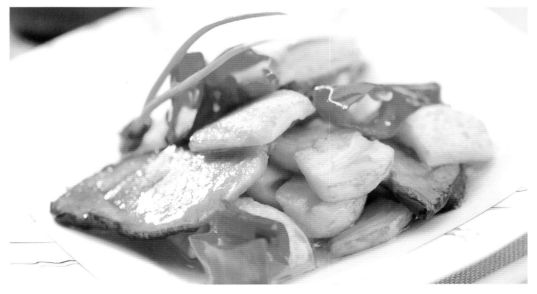

腊肉烧大蒜

🍲 **原料** 腊肉150克，大蒜4根，红辣椒100克。

🍲 **调料** 精盐、味精、白糖、酱油、料酒、植物油各适量。

✂ **制作步骤**

❶ 将大蒜去皮，洗净，切成蒜片；红辣椒洗净，切成小段。

❷ 将腊肉洗净，切成薄片，放入热油锅中略炒一下，捞出沥油。

❸ 锅中加油烧至六成热，放入红辣椒段炒香，再下入大蒜片、腊肉，加入酱油、白糖、料酒调味，用水淀粉勾芡，淋入香油，即可出锅装盘。

四川泡大蒜

防癌抗癌食疗偏方 2

🍲 **原料** 大蒜500克，干红辣椒60克。

🍲 **调料** 八角5克，花椒10克，精盐150克，白酒200克，红糖75克。

✂ **制作步骤**

❶ 锅置火上，加入清水500克和精盐100克熬煮至沸，出锅晾凉成盐水。

❷ 大蒜去掉外皮，洗净，加入精盐50克、白酒拌匀，放入容器中腌制7天，捞出沥水。

❸ 将八角、花椒、干红辣椒、红糖和盐水调拌均匀，倒入泡菜坛中，装进大蒜，盖上坛盖并密封，继续腌泡约20天即可食用。

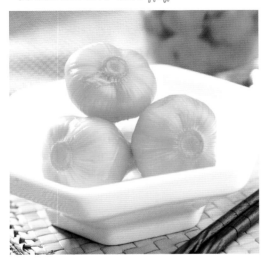

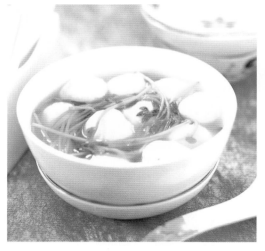

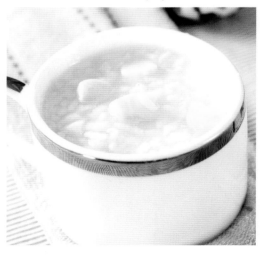

豆苗大蒜鱼丸汤

🍲 **原料** 鱼胶50克，豆苗250克，大蒜2粒。

🍲 **调料** 精盐1小匙，植物油2大匙。

✂ **制作步骤**

❶ 将鱼胶搅打上劲，制成鱼丸，备用。

❷ 将豆苗洗净；大蒜去皮、洗净、拍烂，待用。

❸ 锅中放入植物油烧热，下入大蒜炒出香味，再加入适量清水煮沸，放入鱼丸煮熟，然后放入豆苗稍煮，加入精盐调味即成。

大蒜粥

🍲 **原料** 大米100克，独头大蒜10头。

🍲 **调料** 无。

✂ **制作步骤**

❶ 将大蒜去皮、洗净。

❷ 大米淘洗干净，备用。

❸ 铝锅上火，加入适量清水，先放入大米、大蒜，用大火烧沸，再转小火煮约30分钟，待米烂粥熟时，出锅装碗即可。

大蒜鸡煲

🍲 **原料** 鸡腿2只，大蒜150克。

🍲 **调料** 姜块5克，精盐1小匙，酱油2大匙。

✂ **制作步骤**

❶ 鸡腿用清水洗净，切成块；大蒜剥皮；姜块洗净，切成丝。

❷ 砂锅置火上，加入清水烧沸，下入鸡腿、大蒜、姜丝，用大火煮滚。

❸ 再加入酱油、精盐，转小火煲至鸡腿肉熟透入味，即可出锅装碗。

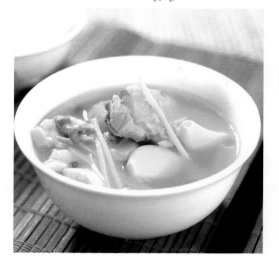

防癌抗癌食疗偏方 6

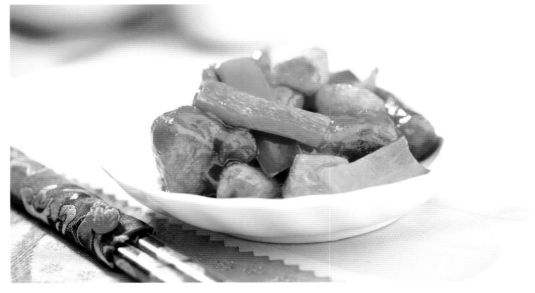

蒜烧排骨

🥢 **原料** 猪排骨400克，蒜瓣100克。

🥢 **调料** 精盐、味精各少许，酱油、白酒各1大匙，冰糖70克，水淀粉适量，植物油2大匙。

✂ **制作步骤**

❶ 猪排骨洗净，先顺切成条，再切成小段。坐锅点火，加入适量清水，放入排骨，用大火烧开，焯去血沫，捞出沥干。

❷ 锅中加油烧热，下入蒜瓣炒香，再放入猪排骨，加入酱油、冰糖、白酒，转中火焖约30分钟。

❸ 然后加入精盐、味精调味，用水淀粉勾芡，即可出锅装盘。

大蒜烧蹄筋

🥢 **原料** 熟牛蹄筋200克，蒜瓣50克，青椒条、红椒条各15克。

🥢 **调料** 葱花少许，精盐1小匙，白糖2小匙，海鲜酱油1大匙，料酒、水淀粉各2大匙，植物油100克。

✂ **制作步骤**

❶ 蒜瓣去皮、洗净，放入热油中炸至金黄色。

❷ 锅中加油烧热，放入葱花、酱油炒香，再下入熟牛蹄筋、炸过的蒜瓣炒匀，然后烹入料酒，加入白糖、精盐，用小火烧至汁浓，然后放入青椒、红椒烧至入味，用水淀粉勾芡即可。

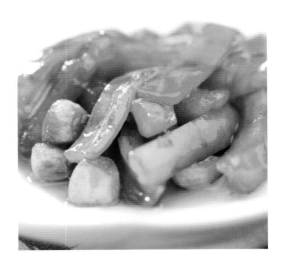

生姜 shengjiang

姜的根茎鲜品或干品可以作为调味品，经过炮制的姜可作为中药材。

别名	中医食性	不适用者	适用者
干姜、姜皮	性微温、味辛	阴虚内热者	一般人群均可

G 营养分析

姜含有蛋白质、多种维生素及矿物质，以及挥发油（主要为姜醇、姜烯、水芹烯、柠檬醛、芳樟醇等）、辣味成分（姜辣素）。此外，姜中还含有谷氨酸、天门冬氨酸、丝氨酸、甘氨酸、苏氨酸、丙氨酸等氨基酸。

G 营养优势

生姜具有发汗解表、温肺止咳、解毒杀菌的功效。生姜可以治疗胃寒疼痛、食欲缺乏、消化不良、外感风寒、胃寒呕吐、风寒咳嗽、腹痛腹泻、中毒及各种痈肿疮毒等病症。此外，生姜还具有降血糖、抑制癌细胞活性的作用。

G 营养吃法

生姜是重要的调料品，因为其味清辣，只将食物的异味挥散，而不将食品混成辣味，宜作荤腥菜的调味品，亦用于制作糕饼、糖果，如姜饼、姜糖等。

G 选购储存

❶ **选购**：修整干净，不带泥土、毛根，不烂、无蔫萎、虫伤，无受热、受冻现象的生姜为佳。

❷ **储存**：把洗净后的生姜装在塑料里，在上面撒一些盐。

搭配宜忌

宜：姜与莲藕或醋同食，对心烦口渴、呕吐有很好的疗效；姜搭配羊肉，可驱寒保暖，治疗腹痛胃寒。

忌：姜与狗肉同食，易助火伤阴；生姜与马肉同食，会使喉咙不适，引起咳嗽。

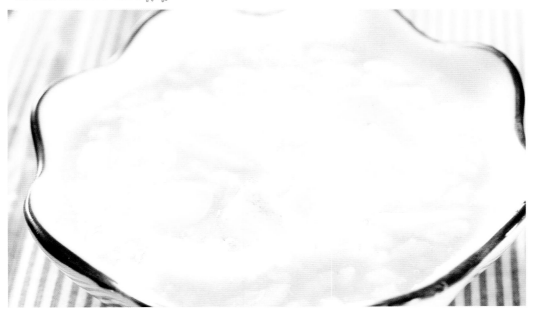

百合生姜大蒜粥

🔺**原料** 大米100克，百合15克，生姜10克，大蒜20克。

🔺**调料** 精盐少许。

✂ **制作步骤**

❶ 将生姜洗净、切丝；百合洗净；大蒜去皮，切成薄片；大米淘洗干净，备用。

❷ 将大米、大蒜片、百合、生姜丝一同放入铝锅中，加入适量清水，置大火上烧沸，再改用小火煮35分钟，加入精盐调味，即可盛出食用。

姜味苹果汁

🔺**原料** 鲜姜30克，苹果2个，橙子2个，

🔺**调料** 蜂蜜50克，冰块适量。

✂ **制作步骤**

❶ 将鲜姜洗净，切片；苹果洗净，去皮及核，切成小块；橙子去皮、切块备用。

❷ 将苹果、橙子块、姜片、蜂蜜一同放入果汁机中搅打成汁。

❸ 倒入杯中，再加入冰块拌匀即可。

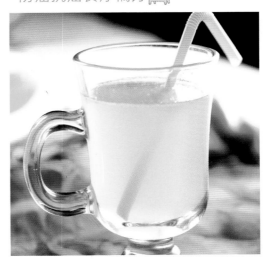

防癌抗癌食疗偏方 ③

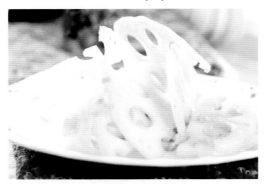

姜汁藕

🔺 **原料** 莲藕400克，生姜20克。

🔺 **调料** 精盐1小匙，味精、香油各少许，白醋2大匙。

✂ **制作步骤**

❶ 将莲藕去皮、洗净，切成薄片，放入清水中浸泡，备用。

❷ 将生姜去皮、洗净，切成末，放入一小盆中，再加入白醋、精盐、香油调拌成味汁，待用。

❸ 锅置大火上，加入适量清水烧沸，放入藕片焯透，捞出沥干，趁热放入味汁盆中，再加入味精拌匀，加盖稍焖至藕凉，即可装盘上桌。

防癌抗癌食疗偏方 ④

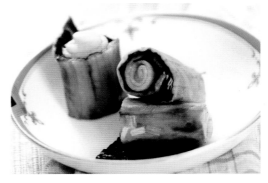

姜丝黄瓜卷

🔺 **原料** 嫩黄瓜500克，生姜丝50克。

🔺 **调料** 精盐少许，白醋150克，白糖200克。

✂ **制作步骤**

❶ 将嫩黄瓜洗净，先切去两头，再切成2厘米长的段，然后沿一个方向切成长片，放入盆中，备用。

❷ 将盆中加入精盐、白糖、白醋、生姜丝调成的腌汁，腌制约6小时，然后将每片黄瓜片皮朝下卷起来，卷口朝上放入盘中，淋入腌汁即可。

生姜当归羊肉粥

🔺 **原料** 生姜20克，当归15克，羊肉100克，大米250克。

🔺 **调料** 料酒2小匙，精盐1/2小匙，味精1/3小匙，鸡油1大匙，葱10克，胡椒粉3/5小匙。

✂ **制作步骤**

❶ 将生姜切片，葱切段；当归润透，切薄片；羊肉洗净，煮去血水，切成2厘米见方的块；大米淘洗干净。

❷ 将大米、姜片、葱段、料酒、羊肉、当归同放锅内，加清水800克，置大火上烧沸，再用小火炖煮35分钟，加入精盐、味精、胡椒粉、

防癌抗癌食疗偏方 ⑤

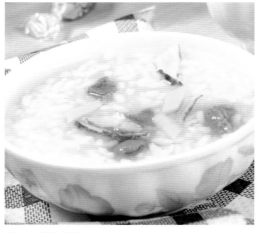

鸡油，搅匀即成。

防癌抗癌食疗偏方 6

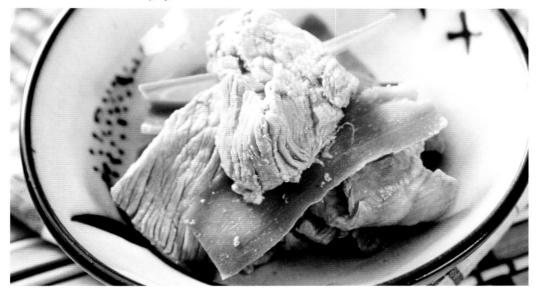

嫩姜牛肉

🍴**原料** 牛肉片500克（浆好），嫩姜200克。

🍴**调料** 精盐1小匙，味精1/3小匙，白糖1/2小匙，虾油1大匙，水淀粉2大匙，上汤100克，植物油500克（约耗50克），料酒适量。

✂ **制作步骤**

❶ 将嫩姜去皮、洗净，切成薄片，备用。

❷ 坐锅点火，加油烧至六成热，先放入牛肉片滑熟，捞出，沥油待用。

❸ 锅中留底油烧热，先下入嫩姜片炒香，烹入料酒，再加入上汤、味精、虾油、精盐、白糖，然后放入牛肉片炒匀，用水淀粉勾芡，颠翻均匀，即可出锅装盘。

仔姜羊肉丝

🍴**原料** 羊里脊肉300克，姜丝100克，鸡蛋1个。

🍴**调料** 精盐、味精、胡椒粉、白糖、清汤各适量，水淀粉1大匙，植物油2大匙。

✂ **制作步骤**

❶ 羊肉洗净、切丝，用蛋清、淀粉抓匀。坐锅点火，加油烧至五成热，下入羊肉丝滑炒2分钟，捞出沥干，待用。

❷ 锅中留适量底油烧热，先下入姜丝炒香，再添入清汤，加入羊肉丝、精盐、味精、胡椒粉、白糖翻炒均匀。

❸ 用水淀粉勾薄芡，淋入适量熟油即可。

防癌抗癌食疗偏方 7

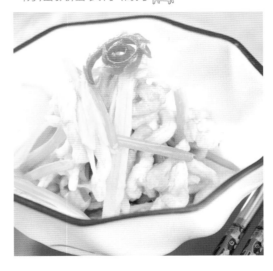

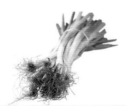

葱 cong

葱常作为一种很普遍的香料调味品或蔬菜食用，在烹调中，具有重要的作用。

别 名	中医食性	不适用者	适用者
青葱、小葱	性温、味辛	胃肠道、疾病患者	一般人群均可

营养分析

葱的主要营养成分是蛋白质、脂肪、糖类、食物纤维、维生素A、维生素B_1、维生素B_2、维生素C及磷、铁、镁等维生素和矿物质。葱叶部分要比葱白部分含有更多的维生素A、维生素C及钙。

营养优势

葱含有微量元素硒及果胶，可明显地减少结肠癌、胃癌等癌症的发生，有抗癌作用。葱含有刺激性气味的挥发油和辣素，有较强的杀菌作用，可以轻微刺激相关腺体的分泌，起到发汗利尿、增进食欲的作用。葱还有降血脂、降血压、降血糖的作用。

选购储存

❶ **选购**：选购时以呈新鲜的青绿色、葱株粗壮匀称、硬实，葱白长、管状叶短，干净，无泥、无水，根部不腐烂者为佳。

❷ **储存**：将大葱的叶子晒蔫，不要去掉，捆好，根朝下放在阴暗处。切忌沾水受潮，以免葱腐烂。

营养吃法

葱可生吃，也可凉拌当小菜食用，作为调料，多用于去除菜肴、汤羹中的腥膻等异味，对没有异味的菜肴、汤羹也可起到增味作用。

搭配宜忌

宜：葱搭配牛肉，具有滋补健身、去毒消肿、降低胆固醇、杀菌防癌等功效；葱和茶长期同食，可减少冠心病的发病率。

忌：葱和山楂同食会使人失眠，对身体健康不利；葱和狗肉同食，易增火热；葱与枣同食，容易导致消化不良。

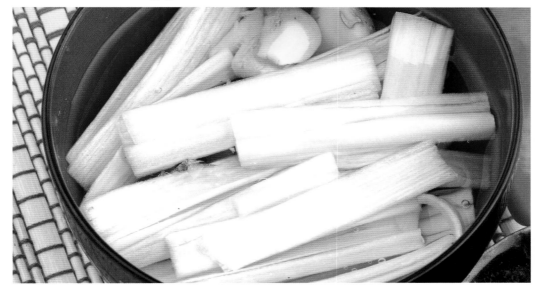

葱白大蒜汤

🥢 **原料** 大葱200克，大蒜150克。

🥢 **调料** 冰糖适量。

✂️ **制作步骤**

❶ 将大葱去根及叶，取葱白部分，再用清水洗净，改刀切成小段。

❷ 大蒜剥去外皮，切去两端，洗净沥干，再用刀面拍破。

❸ 净锅置火上，加入适量清水，先下入葱段、蒜瓣用大火煮沸，再撇去表面浮沫，转小火煮约15分钟，然后加入冰糖煮至完全溶化，即可出锅饮用。

香葱炝木耳

🥢 **原料** 黑木耳60克，香葱100克，红辣椒20克。

🥢 **调料** 姜丝10克，精盐1/2小匙，味精、鸡精各1小匙，香油、辣椒油各1大匙。

✂️ **制作步骤**

❶ 黑木耳放入清水中浸泡，使其充分涨发，再去除根部，洗净沥干，撕成小朵。

❷ 香葱去根、洗净，切成3厘米长的段；红辣椒洗净，去蒂及籽，切成细丝。

❸ 黑木耳、香葱段放入容器中，加入精盐、味精、鸡精拌匀，再装入盘中，撒上姜丝、红

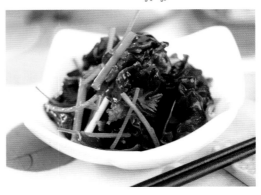

辣椒丝。

❹ 锅中加入香油和辣椒油烧热，浇在姜丝、红辣椒丝上即可。

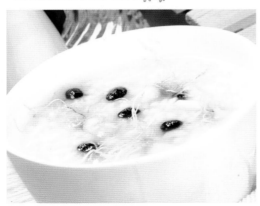

葱白粥

🍲 **原料** 新鲜连根小葱白15根，大米60克。

🍲 **调料** 精盐1小匙，淡豆豉10克。

✂️ **制作步骤**

❶ 将连根葱白洗净，切成长3厘米长的节；大米淘洗干净，备用。

❷ 将大米放入铝锅内，加水适量，置大火上烧沸，再用小火熬煮五成熟时，加入葱白、精盐、豆豉，继续煮至熟即成。

❸ 粥不宜煮的过于浓稠，米熟稍黏即可。

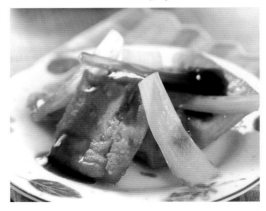

葱烧豆腐

🍲 **原料** 豆腐300克，葱白100克。

🍲 **调料** 精盐、味精、香油各少许，酱油2小匙，植物油3大匙。

✂️ **制作步骤**

❶ 将豆腐洗净，切成大片。

❷ 葱白洗净，切成长段，备用。

❸ 锅中加入植物油烧至五成热，放入豆腐片煎至两面呈金黄色后推至锅边，再放入葱段煸炒出香味，然后加入精盐、酱油、味精和清水烧3分钟至入味，淋入香油即可。

大葱烧海参

🍲 **原料** 水发海参600克，大葱段100克。

🍲 **调料** 精盐、味精各1/2小匙，酱油2大匙，白糖、料酒、水淀粉、植物油各1大匙，葱油3大匙，鸡汤100克。

✂️ **制作步骤**

❶ 将海参去沙肠，洗净，放入沸水锅中焯烫一下，捞出沥干；大葱段放入热油锅中煸至金黄色，捞出沥油。

❷ 锅留底油烧热，放入白糖炒至金黄色，再放入葱段、海参煸炒几下，烹入料酒。

❸ 然后加入酱油、鸡汤、精盐、味精烧沸，转

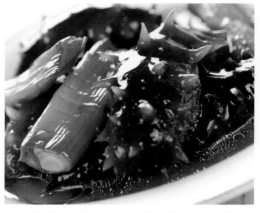

小火烧约2分钟，用水淀粉勾芡，淋入葱油，装盘即可。

防癌抗癌食疗偏方 6

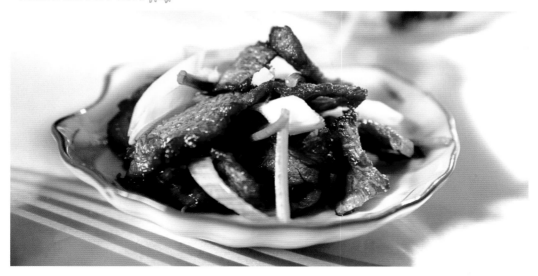

家常煸牛肉

⚐ **原料** 牛肉250克，葱150克，香菜50克。

⚐ **调料** 植物油30克，白糖1.5大匙，精盐2/5小匙，酱油、料酒各1大匙，香油1小匙。

✂ **制作步骤**

❶ 牛肉去筋，洗净，切成薄片，放入碗中，加酱油、精盐、白糖、姜末、蒜末、料酒、香油拌匀浆好。

❷ 葱切成滚刀斜片；香菜切成段。

❸ 炒锅上火，入油烧热，放入浆好的牛肉片，煸炒至肉发白时，加入葱片，再煸炒至肉熟，沥去锅内汤汁，继续煸炒至牛肉和葱稍干，加入香菜段，再煸炒几下，淋入香油出锅即成。

香葱鸡粒粥

⚐ **原料** 大米200克，鸡肉100克，水发香菇15克。

⚐ **调料** 葱花5克，精盐、鸡精各1小匙，味精1/2小匙，水淀粉2小匙，胡椒粉、香油各少许。

✂ **制作步骤**

❶ 鸡肉洗净，切成小粒，再放入小碗中，加入精盐、味精、水淀粉拌匀，腌渍15分钟。

❷ 大米淘洗干净，放入清水中浸泡30分钟，捞出沥干水分；香菇去蒂，洗净，切成小粒。

❸ 坐锅点火，加入适量清水，先下入大米用大火烧沸，再转小火慢煮40分钟，然后放入

防癌抗癌食疗偏方 7

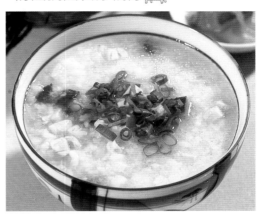

鸡肉粒、香菇粒、精盐、鸡精、胡椒粉、香油，煮10分钟至黏稠，再撒入葱花搅匀即可。

《单桂敏灸除百病：彩色版》

单桂敏◎著　定价：39.90元

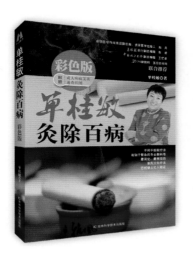

中国艾灸疗法推广第一人最新力作

在本书中，单桂敏医生从基础讲起，图文并茂而又详细、具体地讲解了各种艾灸方法、艾灸器具的使用。书中用图解的方式介绍了50余种常见病的治疗方法，以及8种保健艾灸法。最后，本书还收录了单桂敏医生独创的2套经络保健操。通过本书，可以让您迅速掌握简便易行的中医健康方法，做到求医不如求己。

《小种子　大能量》

胡维勤◎著　定价：39.90元

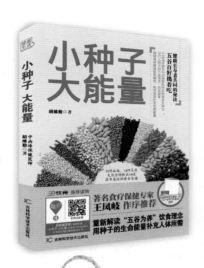

中南海保健医的五谷百籽养命小偏方

胡维勤教授曾担任多位国家领导人的保健医生，他观察到很多高寿的领导都有"逢籽必捣"的饮食习惯，这是健康长寿者共同的秘诀。现代人缺少的不是营养，而是能量。而各种种子中正蕴含着我们需要的生命能量。配好五谷大药，捣出自然精华，释放生命能量，掌握了磨食的秘密，我们在家就能为自己和家人制作养生美食，让我们的健康长长久久。